Necesidad de Arreglo Personal

Coordinadora Editorial: *Alba Flores Reyes*

Editor: *Diego Molina Ruiz*

Copyright © 2018 Diego Molina Ruiz (Editor)

Edita: sapientiaEd diegomolinaruiz@gmail.com

Coordinadora Editorial: Alba Flores Reyes

Diseño de portada: Diego Molina Ruiz

Imagen de portada: María López Zapata

Título de la obra: Necesidad de Arreglo Personal

Libro número 6

Serie: Notas sobre las 14 Necesidades de Virginia Henderson

Primera edición: 05/03/2018

Nº de páginas: 135

Autora: Laura Ortiz Vázquez

Autora: Lorena del Rocío Padilla Camacho

All rights reserved / Todos los derechos reservados

ISBN-10: 1986351041
ISBN-13: 978-1986351041

Edición impresa en papel y ebook disponible en:
www.amazon.com y www.amazon.es

TÍTULO DE LA OBRA:
NECESIDAD DE ARREGLO PERSONAL

LIBRO NÚMERO 6
SERIE: NOTAS SOBRE LAS 14 NECESIDADES DE VIRGINIA HENDERSON

AUTORÍA:
LAURA ORTIZ VÁZQUEZ
LORENA ROCÍO PADILLA CAMACHO

EDITOR: *Diego Molina Ruiz*

PRESENTACIÓN

El arte de cuidar remota desde tiempos inmemorables, con una constante evolución de la evidencia científica, nuevos descubrimientos, técnicas así como mejoras en los procedimientos actuales.

Estamos en un momento en el que la calidad de la salud es más que la propia vida, y el equilibrio entre la mente y cuerpo es aquel que hace que una persona alcance su máximo esplendor y satisfacción en la vida. La Independencia es sinónimo de salud.

El lector puede comprobar gratamente el más actual abordaje hasta el momento de manera concisa y completa de los procedimientos en cada una de las 14 necesidades de Virginia Henderson: respiración, alimentación, eliminación, movimiento, sueño y descanso, arreglo personal, temperatura, higiene, seguridad, comunicación, creencias, crecimiento personal, entretenimiento y aprendizaje. De esta manera ayuda tanto a los estudiantes como a los profesionales a subsanar los errores que podamos estar cometiendo actualmente o a completar carencias actuales que presentemos en nuestros cuidados basados siempre en la mejor evidencia disponible.

La referencia a los cuidados está presente en todo el recorrido de la colección. Hoy en día no sería posible el abordaje del cuidado del paciente como ser biopsicosocial sin reconocer el aporte cada miembro del equipo sanitario. Por ello esta colección aporta el enriquecimiento multidisciplinar y cooperación de las diferentes categorías profesionales sanitarias. En este aspecto, en la colección se contempla una amplia visión de las actuaciones centradas en el paciente y no tanto hacia la técnica.

Nuestra profesión avanza a pasos agigantados y nosotros, como no puede ser de otra manera, con ella.

En palabras de la propia Virginia Henderson "La enfermera es temporalmente la conciencia del inconsciente, el amor de vida para el suicida, la pierna del amputado, los ojos del recientemente ciego, el medio de locomoción para el infante, y una voz para aquéllos demasiado débiles para hablar".

Alba Flores Reyes
Coordinadora Editorial

EDITOR: *Diego Molina Ruiz*

DEDICATORIA

El presente libro en particular y la colección "Notas sobre las 14 Necesidades de Virginia Henderson" a la que pertenece, en general, van dedicados a todas las personas interesadas en alguna de las necesidades que aquí se tratan. Y en particular a las personas que cuidan, sean familiares, profesionales o amigos. Y también a todas las personas interesadas en conocer o practicar todo el saber que su lectura ofrece.

¡Salud y Ánimo!

Diego Molina Ruiz

EDITOR

CONTENIDO

1	Introducción	1
2	Modelo	5
3	Categorización	9
4	Factores	21
5	Dependencia	25
6	Formación	33
7	Diagnósticos	49
8	Resumen	57
9	Bibliografía	61
10	Anexos	69

AGRADECIMIENTOS

A todo el elenco de autores que han hecho posible la elaboración del presente libro y en su conjunto toda la colección que forman la serie denominada "Notas sobre las 14 Necesidades de Virginia Henderson". A su coordinadora editorial y a un equipo de profesionales que destacan por su incansable interés por indagar en éstas necesidades y la innovación basada en la evidencia. El conocimiento apoyado por la investigación y la experimentación de prácticas clínicas que conforman la experiencia del trabajo diario. Con la observación y recogida de las anotaciones necesarias para ser plasmadas y compartidas a través los textos incluidos en ésta obra.

1 INTRODUCCIÓN

Las teorías de enfermería se inician desde el año 1860, convirtiéndose hasta la actualidad en modelos teóricos que serán una herramienta útil para el razonamiento, el pensamiento crítico y la toma de decisiones. Una forma de aplicar los modelos teóricos a la práctica asistencial es en el proceso de enfermería; proporcionando un método lógico y racional por el cual los profesionales sanitarios, en concreto los/as enfermeros/as, pueden organizar la información. De este modo se tratará fundamentalmente la importancia de una atención adecuada, eficiente y eficaz al paciente[1].

La teoría de Henderson es considerada una filosofía de enfermería, siendo una de las corrientes de enfermería más aceptadas y la cual ha tenido más arraigo en la enfermería actual[2]. Henderson nació en 1897, dedicándose fundamentalmente a la asistencia, además de tener una larga carrera como autora, investigadora y docente, que influyeron de manera trascendente en la disciplina enfermera. Su definición de enfermería es mundialmente conocida y su trabajo continúa contribuyendo en la práctica, la enseñanza y la investigación enfermeras a nivel mundial. En su obra "Principios Básicos de los Cuidados de Enfermería"[3], se establecen las 14 necesidades básicas del ser humano, constituyendo los elementos esenciales para mantener un estado de salud óptimo y asegurar el bienestar desde una perspectiva biopsicosocial[2]. Afirma que estas necesidades son usuales en todos los individuos aunque cada uno de ellos las interprete o exprese de forma diferente. Cada ser humano es un ser individual, el cual dependiendo también de su cultura, responderá de una forma u otra ante las diferentes necesidades mencionadas[2].

La filosofía de Henderson es escogida en numerosas escuelas de enfermería como el marco conceptual; y se utiliza frecuentemente en hospitales españoles como sistema de recogida de datos, en función de las necesidades básicas que establece. Para ella, todas las personas tienen capacidades y recursos para lograr la independencia y la satisfacción de las 14 necesidades básicas, a fin de mantener su salud. Sin embargo, cuando dichas capacidades y recursos disminuyen parcial o totalmente, aparece una dependencia que se relaciona con tres causas de dificultad: falta de fuerza, falta de conocimiento o falta de voluntad[4], las cuales deben ser valoradas para la planificación de intervenciones durante la hospitalización. Las 14 necesidades básicas están influenciadas por aquella jerarquización de las necesidades de Maslow (véase Anexo 1 y 2)[5], que van desde las necesidades físicas a las psicológicas, estando las siete primeras necesidades relacionadas con las fisiológicas de supervivencia y estimulación, las necesidades ocho y nueve están relacionadas con la protección y seguridad, la número 10 con la autoestima, la 11 con el amor y la pertenencia y desde la número 12 a la 14 con la necesidad de autorrealización[2].

Henderson establece 14 necesidades básicas, donde se incluyen los componentes de los cuidados de enfermería que cubrirían de forma global las necesidades del paciente. Cada una de éstas necesidades constituye el elemento integrador de aquellas dimensiones biológicas, psicológicas, socioculturales y espirituales de la persona.

En este libro nos centraremos en la necesidad número seis: Escoger ropa adecuada, vestirse o desvestirse, también llamada arreglo personal. Para ello se marcarán los siguientes objetivos:

- Generales:
  - Dar a conocer la necesidad de arreglo personal dentro de las 14 necesidades del modelo de Virginia Henderson.

- Específicos:
  - Conocer el modelo conceptual de Virginia Henderson.
  - Tratar la importancia del arreglo personal.
  - Analizar los cuidados enfermeros en niños y ancianos.
  - Identificar los factores que influyen en la misma junto a las manifestaciones de dependencia que muestran los pacientes.
  - Destacar la importancia de la formación profesional – paciente, junto a la del cuidador principal por su gran responsabilidad.
  - Conocer la importancia de preservar la intimidad del paciente.

La necesidad de vestirse y desvestirse como el arreglo personal, son actividades que dependen de cada individuo, teniendo siempre en cuenta su cultura pero, independientemente de esos factores, si se realiza de manera correcta, puede prevenir diferentes enfermedades. Vestirse es una actividad significativa que causa bienestar psicológico además de ser utilizado como medio adaptivo para las necesidades ambientales y sociales. Vestirse y desvestirse son acciones que exigen mucha coordinación, destreza, equilibrio, amplitud de movimiento y fuerza muscular, siendo esas funciones afectadas por el envejecimiento del sistema musculo-esquelético, por tanto, es común que las personas de avanzada edad tengan dificultad para realizarlas[6].

2 MODELO

El modelo conceptual de Virginia Henderson da una visión clara de los cuidados de enfermería basándose en postulados, valores y conceptos.

- Postulados:
    - Persona: Para Henderson el paciente era un individuo que requería ayuda para recuperar su salud, independencia o disponer de una muerte tranquila, manteniendo un equilibrio fisiológico y emocional. Se basaba en que la mente y el cuerpo eran un todo al igual que el paciente y la familia conformaban una unidad[2].
    - Salud: Filosofía humanista que compara la salud con aquella independencia que toda persona quiere lograr. Para ello se usarán los recursos, capacidades y potenciales del individuo con el objetivo de satisfacer sus necesidades y conservar un estado de salud óptimo[2].

Al ser la salud básica para el funcionamiento del ser humano, los factores anteriores deben permanecer presentes de forma parcial, total o temporal para que no aparezca dependencia alguna. Si ésta apareciese se relacionaría con falta de fuerza, falta de conocimientos o falta de voluntad.

    - Entorno: Conjunto de todas las condiciones externas y las influencias que afectan a la vida y el desarrollo de la salud de un individuo, teniendo un efecto positivo o negativo sobre la persona. La enfermera interviene promoviendo aquella salud, logrando la independencia y contribuyendo a la educación para que el usuario cubra sus necesidades. Henderson afirma que la enfermera puede modificar el entorno siempre que sea necesario[2,7].
    - Enfermería: Henderson define a la enfermería en términos

funcionales, siendo la principal el asistir al individuo, sano o enfermo, en aquellas actividades o acciones que contribuyen a su salud, recuperación o muerte. La forma óptima de realización será aquella en la que el paciente adquiera independencia con la mayor brevedad posible, con la fuerza, la voluntad y el conocimiento necesario[2,7].

- Asunciones filosóficas o valores:
    - La enfermera tiene la función única de ayudar a los individuos sanos o enfermos:

La enfermera tendrá como función a través de la promoción y prevención de la salud que el individuo no enferme. Esta atención irá dirigida tanto a personas enfermas como a personas sanas[2,8].

- La enfermera actúa como miembro del equipo sanitario:

La enfermera colabora en los aspectos biológicos como en las esferas psicológicas y sociales al tener unos conocimientos amplios que la capacitan para actuar como parte integral de un equipo. Y además, ayuda a los individuos sanos o enfermeros y a la propia comunidad aplicando los cuidados necesarios en el proceso de desarrollo. Para ellos, la enfermera trabaja junto a un equipo de profesionales donde colaboran los unos con los otros, pero siempre sin que las tareas se intercambien sino que cada profesional es responsable de la suya propia[8].

- La enfermera actúa independientemente del médico:

El trabajo de enfermería es único y diferente, siendo una herramienta indiscutible en el plan médico. La enfermera trabajará de forma independiente prestando servicios al hombre sano o enfermo, familia y comunidad, siendo estos los receptores de la atención enfermera[2, 8].

- Elementos:

    - El objetivo de los cuidados:

La enfermera tendrá como objetivo la promoción y mantenimiento de la salud, proporcionar ayuda en situaciones de la enfermedad o prestar acompañamiento y cuidados finales en procesos de muerte. Esta ayuda se realizará dependiente de factores como pueden ser: condiciones fisiológicas, la edad, el nivel cultural, el equilibrio emocional y las capacidades físicas e intelectuales[2].

- El usuario del servicio:

El individuo puede padecer o padece alguna enfermedad o grado de dependencia, presentando así necesidades que se deben cubrir. Henderson se basa en que la persona tiene 14 necesidades fundamentales e indispensables para mantener su estado de salud e integridad. Estas necesidades deben estar cubiertas de tal forma que la persona logre su independencia gracias a su potencial o con ayuda de la enfermera[2].

- El rol profesional:

Se basa en el aumento de potencial de la persona para que ésta logre su dependencia y autonomía. Se utilizarían recursos internos y externos para lograr el objetivo[2].

- La fuente de dificultad:

Conocidas como Áreas de Dependencia, relacionada con la fuerza, los conocimientos o la voluntad de aquella persona para lograr que las 14 necesidades queden cubiertas[2].

Existen dos tipos de fuerza que se diferencian en fuerza física y fuerza psíquica. El conocimiento lo obtenemos a partir del razonamiento y es una capacidad que posee toda persona, mientras que, la voluntad es un atributo del espíritu. A partir de estos tres componentes y de la enfermera haberlos identificados se definirán las intervenciones[2].

EDITOR: *Diego Molina Ruiz*

3 CATEGORIZACIÓN

La necesidad de arreglo personal siempre ha ido de la mano del hombre desde su existencia hasta la actualidad al tener unas funciones básicas y fundamentales. El ser humano no posee plumas, escamas o pelaje para proteger su cuerpo por lo que la ropa es esencial para protegerlo del clima y participar en su supervivencia. Además, también puede influir en otras necesidades como sentirse seguro, realizarse, comunicación... Por lo que hay múltiples requerimientos para poder ajustar esta necesidad y evitar que se convierta en un problema de salud.

En un principio, aquella ropa se requería como protección del cuerpo, prestándose mucha importancia a los diferentes tejidos dependiendo si eran buenos o malos conductores del calor según el material, pero esta necesidad ha pasado a cumplir una posición social la cual incluso puede clasificar a la población.

El objetivo del arreglo personal es asegurar el bienestar de la persona y su intimidad sexual, que exista una concordancia entre el clima y el patrón cultural de cada individuo. Esta elección debe ser libre para todo tipo de persona, favoreciendo y promoviendo los tres pilares fundamentales de salud física, psíquica y social.

3.1 LA PIEL

La piel es el órgano más grande del ser humano, formada por diferentes capas que protegen el interior del cuerpo de aquellas influencias externas. También tiene función de regulador térmico mediante los vasos sanguíneos de la piel que se ensanchan o estrechan para regular así la temperatura. Gracias a ella es posible el sentido de la percepción del calor o del frío, además del tacto y el dolor. Cuenta con células del sistema inmunológico que protegen al ser humano y produce y absorbe vitamina D.[9]

Las características de la piel son las siguientes:

- Debe estar intacta y sin erosiones.
- Caliente al tacto.
- Pueden percibirse cambios de textura a lo largo de la piel.
- Debe ser turgente (elástica y firme) y en su mayoría lisa y suave.
- El color de la piel es distinto dependiendo de la zona corporal[9, 10].

De este modo es esencial mantener todas las características intactas y actuar conservando todas sus propiedades y funciones. Es aquí donde toma todo un papel fundamental la necesidad de vestirse y desvestirse, proporcionando una continuidad en los cuidados del ser humano.

Los factores que pueden deteriorar la integridad de la piel se pueden dividir en factores intrínsecos y factores extrínsecos.

Factores de riesgo intrínsecos:
- Patología: Las alteraciones de la oxigenación o circulación pueden conllevar a una hipoperfusión tisular, la disfunción celular y eventualmente su muerte.
- Estado nutricional: Al estar mal nutrida las diferentes capas de la piel se produce un retraso en el epitelización y alteraciones en las heridas.
- Enfermedades: En la Diabetes Mellitus, el cáncer, enfermedades neurológicas, enfermedades vasculares, Síndrome de Guillen Barré y fracturas.
- Otros: Edad, deterioro mental, deshidratación, alteraciones de la eliminación y trastornos inmunológicos[11].

Factores de riesgo extrínsecos:
- Presión: Dependiendo de la posición y zona la presión será mayor o menor, por lo que habrá que tener en cuenta este hecho. La presión normal que existe en las arteriolas es de 32 mmHg, dando lugar a que las presiones que superen esta cifra produzcan oclusión del flujo sanguíneo, teniendo como fin una hipoxemia.
- Fricción: Fuerza tangencial que actúa paralelamente en la piel produciendo unos roces por el movimiento. Fuerza externa de pinzamiento vascular o cizallamiento; combinación de los efectos de la presión y la fricción.
- Humedad: Son diversas las causas y todas ellas muy conocidas al producirse con bastante frecuencia en pacientes enfermos e incluso sanos. La incontinencia, sudoración, mal secado de la piel y el exudado de las heridas pueden producir maceración, deterioro de la piel y edema, disminuyendo la resistencia, lo que conlleva a erosión y úlcera, desencadenando un incremento en el riesgo de infección.
- Inmovilidad: Por intervenciones quirúrgicas prolongadas y pruebas diagnósticas que requieran reposo prolongado o utilización de

dispositivos para inmovilización.
- Fármacos: En especial en las sulfamidas, las tetraciclinas, los betalactámicos, los anticonvulsivantes, los AINES, el Alopurinol y los corticoesteroides.
- Otro: Dependiendo de la temperatura donde se encuentre aquella persona, si utiliza demasiadas prendas al vestirse, el uso de calefacción que produce la sequedad del ambiente o de aires acondicionados que incrementan o disminuyen la temperatura corporal[11].

3.2 INTEGRIDAD TISULAR: CUIDADO DE LA PIEL

A medida que una persona va envejeciendo, la piel se vuelve más vulnerable y sensible y las agresiones medioambientales, comprometiendo así algunas de sus funciones. Para ello, es beneficioso que se creen programas de prevención para la salud dirigidos a aquellas personas sanas y enfermas que pasan mucho tiempo en sedestación o en cama dada las circunstancias[12,13,14].

Las úlceras por presión (upp) *(véase Anexo 3)*, son lesiones que aparecen de forma rápida, pero que por el contrario, tienen una lenta y larga curación. Actualmente sigue siendo una gran complicación y un tema de salud serio ya que muchos pacientes acaban incluidos en él. Este problema causa complicaciones tanto a nivel local como sistémico ya que al dañarse o destruirse la piel y/o los tejidos es más fácil que se produzca la entrada de algún microorganismo patógeno produciendo así una infección generalizada que podría llevar hasta la muerte. También cabe mencionar el sufrimiento físico y emocional tanto del paciente como de su familia durante todo el proceso, aumentando de esta manera la estancia hospitalaria del usuario. Las úlceras por presión es un tema muy estudiado sobre todo en la población adulta, existiendo múltiples investigaciones de enfermería sobre su incidencia, prevalencia, coste de prevención y tratamiento. Estos dos últimos deben tener prioridad respecto a la población pediátrica. Para esta población existen estudios e investigaciones que sugieren que los neonatos y niños también están expuestos a trastornos y alteraciones de la piel por lo que podrían desarrollar upp[9,10,11]. La mayoría de los pacientes que cursan con upp, ingresan por causas ajenas a este problema, complicando así la evolución general de su estado de salud y agravando la situación clínica. Este hecho tiene una serie de consecuencias que recaerán sobre el propio paciente y su familia, además del coste generado para el sistema de salud. Estas complicaciones podrían ser: disminución de la calidad de vida del paciente, agravamiento de su estado general, disminución de su esperanza de vida, pérdida de autonomía, prolongación de la estancia hospitalaria y sobrecarga de trabajo para enfermería[9].

Las úlceras por presión (upp) son un gran factor de riesgo ante estas situaciones, sobre todo, en personas de edad avanzada o en neonatos al tener una piel más sensible y delicada. Los programas que abordan la prevención de ulceras por presión, tienen como objetivo valorar el riego existente en cuidados de la piel, el control de la incontinencia y el exceso de humedad, el manejo de presiones producidas mediante la movilidad y actividad del paciente, cambios posturales... Todas estas intervenciones son esenciales para que aquella integridad tisular se mantenga en óptimas condiciones, facilitando así la continuidad de los cuidados[9].

3.3 CUIDADOS DE LA PIEL DEL NIÑO: FACTORES DE RIESGO

Mucha de la población infantil hospitalizada está en riesgo de presentar algún tipo de trastorno de la piel, sobre todo aquellos que se encuentran en unidades de cuidados intensivos. En este tipo de lesiones, la mayoría, se consideran prevenibles por lo que el cuidado de enfermería es esencial en la predicción, prevención y tratamiento de éstas. Las lesiones más habituales que los niños presentan son trastornos en la piel y úlceras por presión, siendo la incidencia de un 26%. Para evitar este tipo de complicaciones se deben realizar movilizaciones al niño ya que el simple hecho de estar encamado o inmovilizado durante gran parte del tiempo puede dar lugar a estos problemas. Los sitios de aparición más frecuentes de las ulceras por presión en la población infantil en estado crítico son las siguientes: Región occipital, la región del sacro, los lóbulos de las orejas y la región calcánea, aunque también se ha observado que aquellos niños que han permanecido en decúbito supino suelen presentarlas en el esternón, cresta iliaca, rodillas, cresta pretibial, aurícula de la oreja, y en la comisura del labio superior[9].

Además de las úlceras por presión, también se producen lesiones y complicaciones por otras causas como pueden ser las laceraciones, quemaduras, asperezas, dermatitis... Siendo los factores de riesgo para estos trastornos: Edad, tiempo de intubación y tiempo de estancia.

Es debido a la incidencia, prevalencia y factores de riesgo que los protocolos de prevención están a la orden del día, aunque esto no sea una prioridad en el sector de la sanidad. Las áreas hospitalarias donde con más frecuencia se presentan úlceras por presión en niños son: La unidad de cuidados intensivos, neonatal y unidad ortopédica[9].

3.3.1 CUIDADOS DE ENFERMERÍA DE LA PIEL DEL NIÑO CRÍTICAMENTE ENFERMO.

Para evitar las complicaciones anteriormente mencionadas se requieren una serie de cuidados que evitarán aquella aparición de estas lesiones, aumentando el nivel de salud, previniendo riesgos y, disminuyendo la estancia y coste. La enfermera será la responsable de dichos cuidados para mantener la integridad cutánea del niño críticamente enfermo realizando las siguientes funciones:

- Examinar el estado de la piel del niño al menos una vez durante cada turno.
- Limpieza y sequedad de la piel: Tiene que permanecer intacta, aplicando los ácidos grasos hiperoxigenados en aquellas zonas más expuestas al riesgo de úlceras por presión, con una continuidad de dos veces al día. En niños pequeños se recomienda aplicar en la zona occipital al haber más probabilidad de aparición.
- No realizar masajes en aquellas zonas donde existen unas prominencias óseas.
- Detectar y tratar el exceso de humedad, cambiando con frecuencia el pañal del niño y utilizando productos barreras para así proteger contra exudados y adhesivos. Valorar la transpiración y drenaje de heridas.
- Mediante la movilización, cambios posturales, la utilización de superficies de apoyo especiales y la protección local, la enfermera manejará la presión ejercida sobre el paciente para así prevenir y evitar complicaciones.
- Evitar la fricción y fuerzas tangenciales para reducir las presiones locales ejercidas. Y obviar objetos como las almohadas, cojines[9]…

3.4 CUIDADOS DE LA PIEL DEL ANCIANO: FACTORES DE RIESGO

Los cambios de la piel son el signo más visible del envejecimiento dado por el paso del tiempo y las agresiones a la que está expuesta durante toda la vida del ser humano.

Uno de los requisitos para mantener aquella piel en estado óptimo es mantenerla hidratada ya que ésta está compuesta químicamente por un 70% de agua. Y además, la piel necesita un cuidado diario para asegurar su mantenimiento y el nivel de hidratación recomendado. Impedir el hecho de envejecer es completamente imposible, es decir, las medidas que se conocen actualmente están muy limitadas, por lo que adoptar medidas para la prevención de la deshidratación y generación del tejido cutáneo es la mejor opción[9,10,12].

Existen múltiples signos de envejecimiento de la piel conocidos en el adulto mayor y enfermedades que pueden aparecer conforme pasan los años:

- Arrugas: Son los signos más evidentes.
- Prurito: En los ancianos es una de las molestias más frecuentes, con una incidencia del 10 al 50% como motivo de la sequedad de la

piel.
- Púrpura senil: Máculas rojo-violáceas.
- Dermatitis y úlceras hipostáticas: Alteraciones del sistema vascular periférico.
- Telangiectasias faciales: Las manifestaciones cutáneas debidas a la alteración del tejido conectivo dérmico.
- Cambios ungueales: Engrosamiento ungueal que puede llegar a onicogrifosis. Existe además una alta incidencia de onicomicosis en adultos mayores[10].

3.4.1 CUIDADOS DE ENFERMERÍA EN EL ENVEJECIMIENTO.

Unos cuidados de calidad requieren unas características fundamentales además de una persona con conocimientos y que esté capacitada para ellos como es la enfermera. Las personas de edad avanzada aun tendrán unos cuidados más específicos por el estado de su piel y por el deterioro de los diferentes sistemas del organismo debido a la edad.

Se prestará especial atención a la higiene diaria. Para ello se utilizará agua tibia con jabones de un pH neutro para conservar la grasa de la piel. Posteriormente se procederá al secado correcto de la piel, haciendo hincapié en las zonas con pliegues cutáneos para evitar maceraciones o infecciones. En este momento es aconsejable examinar la piel para descartar posibles lesiones patológicas y poder tratarlas. El ambiente es aconsejable que sea húmedo y que aquellas prendas de vestir sean holgadas y de algodón, evitando siempre la lana o el poliéster al ser irritantes para la piel[9]. Facilitar unos tratamientos que mejoren la hidratación, informar y educar con conocimientos para el cuidado de la piel. Así la persona dispondrá de la información adecuada con el objetivo de promover su independencia. Como fuentes de hidratación de la piel existen aquellos emolientes más importantes: El petrolato (parafina), la lanolina y el aceite mineral. En algunos individuos, el petrolatum y la lanolina pueden ocasionar reacciones alérgicas. El aceite mineral se utiliza para la creación de cremas y lociones. Estas se aplicarán al menos dos o tres veces al día después del baño[9].

3.5 IMAGEN CORPORAL

La imagen corporal se refiere al conjunto de percepciones que tiene una persona de sí misma, incluyendo los juicios, actitudes, pensamientos, habilidades, apariencia externa... Es por eso que este hecho es de suma importancia en cualquier proceso de enfermedad, ya que la persona deberá gestionar todos estos aspectos durante su proceso de enfermedad y posterior etapa. De todos los tipos de cáncer que hay, en el cáncer de mama es donde más se pueden observar dichos efectos de la enfermedad y el tratamiento en la imagen corporal. Las percepciones negativas de la imagen corporal en el cáncer de mama incluyen insatisfacción con la apariencia, una percepción de pérdida de la feminidad y la integridad corporal, evitar verse desnuda, el sentirse menos atractiva e insatisfacción con aquel resultado quirúrgico. Para abordar estas alteraciones en la imagen corporal y en los aspectos psicológicos se llevarán a cabo diferentes medidas con el fin de que la persona tenga mayor grado de bienestar y salud, promoviendo sobre todo la aceptación de la nueva imagen corporal y apariencia física.

El maquillaje del rostro es un tema de bastante importancia a tratar en la necesidad de arreglo personal ya que este hecho puede ser de sumo interés para el individuo y ayudar en lo que respecta a su imagen. A través del maquillaje se puede mantener el modelo tradicional de belleza dependiendo siempre de los mandatos culturales que se establezcan. Así, se puede descifrar el género, clase o etnia de una persona dependiendo de su rostro unido a su forma de vestir, siendo un hecho bastante informativo. Además, maquillarse tiene un efecto femenino muy poderoso por lo que la mayoría de las mujeres lo ponen en práctica, estando éstas muy contentas con su resultado, consiguiendo un rostro más femenino. El arreglo personal es contingente, siendo el uso del maquillaje estratégico para conseguir cierto estatus social, alcanzar los estándares de cierta belleza que representa los valores de una cultura. También tiene aquella virtud de ocultar las "imperfecciones" de la edad: las arrugas[15].

La imagen corporal podría entenderse como aquel conjunto de percepciones o referencias que tiene una persona de sí misma, incluyendo aquí los comportamientos, habilidades o apariencia externa. Por otro lado, la autoestima se refiere a una actitud/sentimiento positivo o negativo hacia uno mismo, basada en la evaluación de sus propias características, e incluye unos sentimientos de satisfacción consigo mismo. El autoconcepto estará formado por ambos conceptos además de entender la imagen corporal como la evaluación tanto cognitiva como emocional que la mujer tiene de su propio cuerpo en un período determinado. La autoestima hará referencia a las evaluaciones, positivas y negativas, que la persona tiene de sí misma[15].

Cuando se produce una disminución del estado de salud en un individuo afectarán a múltiples factores a este proceso, por lo que se debe tener en cuenta todo aquello que proporcione al paciente mayor bienestar posible. Es la enfermedad del cáncer de mama, uno de los aspectos que suscita mayor interés a la adaptación de los cambios en la imagen corporal por el tratamiento que éste conlleva. Tanto su diagnóstico como el tratamiento suponen una situación comprometida desde el punto de vista físico como psicológico, dando lugar a un entorno acompañado de estrés y de angustia debido a la amenaza que supone esta enfermedad en la vida de cualquier persona. Se presentarán muchos cambios a lo que a la imagen corporal se refiere, además de los cambios referidos a sentimientos y actitudes provocados por el proceso de la enfermedad y sus etapas. Todas estas variaciones que giran en torno a la persona influirán de manera negativa en la imagen que cada persona tiene de su propio cuerpo acompañado de unos trastornos afectivos, en aquella autoestima o sexualidad. Las alteraciones corporales en muchos de los casos llegan a ser bastante significativas, por lo que se le ha empezado a prestar mucha atención al tema de la imagen corporal unido a esta enfermedad[15].

El tratamiento habitual del cáncer de mama suele ser tanto la cirugía como la radioterapia, quimioterapia… Siendo estos los responsables de las alteraciones corporales y el gran impacto que produce en la persona que la padece. Una de las alteraciones más importantes sobre la imagen corporal de una mujer es la perdida de los senos, ya que este tiene una importancia crucial para la mujer en lo que respecta a su feminidad. Para muchas mujeres son los senos lo primero que las define como mujer, es por esta razón que aparece el sentimiento de la pérdida de la feminidad, apareciendo aquellas alteraciones psicológicas anteriormente mencionadas. Además, en nuestra cultura, el pecho está estrechamente relacionado con la sexualidad y el atractivo físico, siendo este un reclamo sexual, fuente de placer o símbolo del erotismo. Y también los senos cumplen una función muy importante como es la maternidad, en concreto la lactancia materna, siendo para este tipo de mujeres a veces frustrante o simplemente el deseo de tener hijos puede desaparecer. Por otra parte, en occidente, se le presta bastante importancia a la imagen de la mujer tanto en su valor social como en su identidad personal. Es por este motivo por lo que las mujeres son más susceptibles frente a los hombres en el padecimiento del cáncer de mama, ya que su imagen o el atractivo físico influye en sus propios valores, manifestando sentimientos contradictorios que afectan de manera global y negativa en la persona. Por otra parte, y desde el campo de la psicología, la imagen corporal es un constructo que implica lo que la persona piensa, siente, y cómo se percibe y actúa en relación con su propio cuerpo[15].

El tipo de cirugía más utilizado en la enfermedad del cáncer de mama hasta hace poco tiempo era la mastectomía, dañando bastante la imagen corporal de las mujeres y provocando alteraciones psicológicas debido al gran cambio corporal y al sentimiento de pérdida. Hoy día la tumorectomía ha mejorado aquellos resultados obtenidos respecto a la imagen física y la sexualidad aunque no tanto en lo que respecta al ajuste psicológico. Es este hecho el que lleva a concluir que tanto una cirugía como otra afecta significativamente al grado de satisfacción que la mujer tiene con su cuerpo, con su imagen física, y siendo aquellas mujeres mastectomizadas las que presentan una peor imagen corporal después de la operación y una autoestima más baja que las mujeres que han sufrido una tumorectomía. Además, mostrarán mayor grado de insatisfacción aquellas mujeres que creen que los senos son importantes en su feminidad y le dan una gran importancia a su atractivo, valorando en gran parte su apariencia física.

Otro aspecto de suma importancia para las mujeres y hombres que sufren esta enfermedad es la repercusión que tiene aquel tratamiento con quimioterapia y radioterapia en la pérdida del pelo, siendo este hecho muy traumático. Además igualmente repercute en la libido y en la fertilidad. Muchas de aquellas mujeres que reciben estos tratamientos entran en la menopausia, sobre todo aquellas que se encuentran cerca de esta etapa, siendo esto un motivo de pérdida de feminidad y teniendo aún más problemas con su imagen corporal para muchas de ellas. Se puede decir que la imagen corporal coincide en parte con la sexualidad y también con el concepto más amplio de la autoimagen o autoconcepto. Aspectos como el atractivo físico, la feminidad/masculinidad, la confianza en sí mismo, pueden ser importantes para los conceptos de la imagen corporal o la autoestima, dándosele mayor o menor importancia dependiendo de la persona que la padece[15].

Los elementos o hechos más importantes en lo que se refiere a la imagen corporal de mujeres con cáncer de mama:
- Insatisfacción con la apariencia
- Pérdida de feminidad
- Evitar mirarse a sí misma desnuda
- Sentirse menos atractiva
- Efectos adversos del tratamiento
- Preocupación por la apariencia
- Insatisfacción con la cicatriz o la prótesis[15].

Existen diferentes escalas para medir la imagen corporal en mujeres con cáncer de mama, siendo escasas y recientes las escalas específicas utilizadas:
- Escala de imagen corporal de Hopwood, Fletcher, Lee y Ghazal[16] (*véase Anexo 5*).

También existen las escalas para medir o conocer la autoestima de la mujer durante su enfermedad o una vez finalizado el proceso. La Escala de Autoestima de Rosenberg[17] (*véase Anexo 6 y 7*) es un ejemplo de éstas y tiene como objetivo evaluar tanto las preocupaciones por la integridad física como las preocupaciones por la apariencia.

Al tener tanta importancia aquel tema de la imagen corporal en esta enfermedad, son frecuentes aquellos intentos de elaborar programas de intervención grupales para mejorar la imagen física y la autoestima aunque es cierto que pocos de ellos trabajan sobre estos temas como elementos específicos de intervención. Para avanzar en este campo, los objetivos marcados deberían centrarse en una mejora de la calidad de vida, favorecer una buena adaptación a la enfermedad con perspectiva multidimensional, reforzando los aspectos relacionados con la imagen corporal y autoestima. Los objetivos específicos de un programa óptimo podrían ser:
- Disminuir la respuesta emocional producida por el diagnóstico de

cáncer y la posterior intervención quirúrgica.
- Reducir los efectos secundarios producidos por la quimioterapia.
- Concienciar y formar a las pacientes para la aceptación de su nueva imagen corporal.
- Proporcionar a las pacientes de estrategias de comunicación para evitar problemas sexuales y de pareja.
- Desarrollar estrategias de afrontamiento adecuadas hacía el cáncer.
- Ayudar a manejar miedos relacionados con la enfermedad: Recaída, muerte, abandono, desfiguración, dolor, etc.
- Favorecer la expresión de emociones y sentimientos.
- Potenciar su autoestima y promover cambios relacionados con la valoración personal y social[15].

Otro de los temas anteriormente mencionados que influyen de forma muy significativa, es aquel efecto secundario que tienen los tratamientos de quimioterapia, en concreto aquella alopecia. Éste es uno de los efectos secundarios que producen más angustia, existiendo diferencias de género entre hombres y mujeres ya que lo afrontan de forma diferente. Los hombres suelen asociarlo con una respuesta normal e inevitable al tratamiento, pero para las mujeres supone una confrontación con la naturaleza letal del cáncer. En la actualidad, se cuenta con muchas asociaciones para las mujeres que padecen cáncer de mama y han perdido el cabello[18]. Estas se encargan de proporcionar herramientas o métodos para que la imagen personal se dañe lo menos posible y la persona se sienta bien con ella misma. Para mejorar la imagen personal también se utilizan los pañuelos o turbantes de múltiples diseños con los que se puede ocultar la alopecia y hacer sentir mejor a la persona en su día a día, pudiendo ocultar los efectos secundarios que aparecen en aquel proceso de la enfermedad. También se cuenta con las pelucas, fabricadas con diferentes materiales y diferentes cortes.

Uno de los avances que han resultado exitosos para el arreglo personal y la autoestima de la mujer son los dibujos tatuados de pezones y areolas que se han realizado en los diferentes Hospitales Españoles, dirigidos a mujeres que han padecido cáncer de mama y han acabado el proceso de su enfermedad. Las primeras intervenciones que se llevaron a cabo fueron en el Hospital Universitario Torrejón. Este centro madrileño fue el primero de España que fusionó el arte corporal con la unidad de mama. Estos tatuajes son realizados de forma gratuita en el hospital para aquellas mujeres que han sufrido la extirpación de las mamas, dañando así su aspecto corporal y procediendo a su posterior reconstrucción para que aquellas alteraciones psicológicas y físicas sean las menos posibles. También existen técnicas como la micropigmentación mamaria, una técnica de coloración que se realizan en centros hospitalarios o clínicas, pero que no son permanentes ya que aquel dibujo va perdiendo color de forma completa o parcial con el tiempo[19].

Todos estos son avances y métodos para mejorar el estado de salud y bienestar de las personas que sufren algún tipo de enfermedad y repercute en su imagen corporal. El arreglo personal es fundamental para cualquier individuo, ya sea sano o enfermo, por este motivo se debe alcanzar un estado óptimo de esta necesidad haciendo uso de los recursos humanos y recursos materiales disponibles.

4 FACTORES

Algunas necesidades son más esenciales que otras en lo que respecta a la supervivencia, pero todas ellas complementan el bienestar del ser humano y su salud. Y además, estas necesidades se consideran universales al ser comunes y esenciales para todos los seres vivos por lo que adquieren un pleno significado, siendo manifestadas y satisfechas de forma diferente según cada individuo. La manera de satisfacer las necesidades depende de una serie de factores (edad, sexo, peso y talla, personalidad, de salud...), así como de la cultura o creencias y el entorno en los que vive la persona, por lo que también estará ligado a las experiencias de vida de cada individuo y a las características que convierten a la persona en un ser único.

- Biofisiológicos.
    - Edad: La termorregulación es un factor esencial el cual se verá modificado según la edad de la persona y las necesidades de la misma. Tanto las personas de avanzada edad como los niños tienen un déficit en los mecanismos de regulación, de esta manera necesitarán ropas más cálidas para conseguir una temperatura óptima.

La necesidad de vestirse y desvestirse también se verá influida debido al patrón cultural establecido en la sociedad entre los diferentes grupos de edad.

- Peso y talla: En función de estos parámetros la vestimenta será elegida con el objetivo de garantizar el bienestar de la persona y cubrir su necesidad.
- Sexo: Dependiendo al grupo que pertenezcan tienen necesidades diferentes para vestir.
- Limitaciones físicas: Propias en cada caso.

- Presencia de enfermedad: La ropa necesaria para un paciente hospitalizado depende de la edad, condición, naturaleza del tratamiento y clima[2, 4].

Cuando un paciente ingresa en un hospital, en la mayoría de los casos su ropa es sustituida por una bata blanca, dependiendo si se encuentra encamado o es ambulatorio. Se debe tener en cuenta el valor emocional de la persona por lo que las prendas de ropa deben ser lo más adecuadas, siendo imprescindible que el paciente se conserve bien arreglado. Siempre que sea posible el usuario conservará sus prendas de vestir para lograr mayor comodidad y que las condiciones varíen lo menos posible. La ropa adecuada será aquella que permita realizar movimientos con mayor libertad, facilitar los cuidados proporcionados por el personal sanitario en lo que respecta a manipulación y visualización, proteger al paciente del frio y calor y, por último, que el paciente mantenga su buena imagen y se sienta bien consigo mismo.

- Psicológicos.
    - Personalidad: Las prendas serán diferentes según la persona, dependiendo del estilo y gusto que ésta tenga.
    - Estado anímico: Dependiendo del estado de ánimo la persona escogerá o vestirá de una forma u otra, expresando sus sentimientos de esta manera. La ropa que un individuo utiliza es indicativo del estado de ánimo y el interés que éste tiene.
    - Creencias: Este es un gran condicionante en el arreglo personal. Toda persona está condicionada por sus creencias e ideología, poniéndolo en práctica en el momento de vestir.
    - Motivación personal: Muy relacionado con el valor que se le da a la ropa y al arreglo personal[2].

- Socioculturales.
    - Clima: Dependiendo del clima en el que se encuentre el individuo utilizará prendas que permitan mantener una temperatura corporal óptima.
    - Nivel socioeconómico: Dependiendo de la economía de aquella persona ésta estará limitada para llevar o vestir con ropa concreta. Según el status social serán asociados a la persona diferentes prendas u objetos para su rango social.
    - Actividad habitual: según el trabajo o las actividades realizadas será adecuado llevar ropa que asegure confort, libertad de movimientos y seguridad.
    - Influencias familiares: hábitos, aprendizajes[2]...

La necesidad de vestirse y desvestirse como el arreglo personal son actividades que dependen de cada individuo, teniendo siempre en cuenta su cultura pero, independientemente de esos factores, si se realiza de manera correcta, puede prevenir diferentes enfermedades. Vestirse es una actividad significativa que causa bienestar psicológico además de ser utilizado como medio adaptivo para las necesidades ambientales y sociales. Vestirse y desvestirse son unas acciones que exigen mucha coordinación, destreza, equilibrio, una amplitud de movimiento y fuerza muscular, siendo esas funciones afectadas por el envejecimiento del sistema musculo-esquelético, por tanto, es común que las personas de avanzada edad tengan dificultad para realizarlas. La satisfacción de esta necesidad es de vital importancia para la personas, igual que el resto de las mismas para sentirse plenamente satisfechos y cubiertas sus necesidades[20]. Este tema lo abordaremos más adelante.

5 DEPENDENCIA

En la actualidad, la sociedad española presenta un elevado índice de envejecimiento acelerado con una tendencia futura a seguir aumentando, lo cual supone una mayor demanda socio-sanitaria para la que no estamos preparados, debido a la falta de recursos y a su mal aprovechamiento en los últimos años que ha ocasionado que a día de hoy, los recursos disponibles y necesarios hacia los usuarios sean precarios[21].

Este fenómeno se debe a los grandes avances a nivel general que existe en los países desarrollados, proporcionando a la población una mejor y mayor esperanza de vida, ya que los usuarios son más conscientes de sus derechos y necesidades y por lo tanto hacen una mayor demanda de la cartera de servicios en salud, aunque en estos momentos los recursos de los que se disponen no dan respuesta a tal magnitud de demandas[21].

Al encontrarnos ante una población envejecida, el porcentaje de personas dependientes es mucho mayor, siendo proporcional a aquellas necesidades socio-sanitarias demandadas por la misma. Dicha dependencia no tiene porqué relacionarse en todo momento con las personas mayores, existen algunos casos en los que la dependencia ya está establecida y por tanto aquello que se pretende es que la persona tenga una mejor y fácil adaptación a la nueva situación con el fin de presentar una buena calidad de vida[21].

"Partiendo de la teoría de las necesidades humanas básicas, Virginia Henderson identifica aquellas 14 necesidades básicas y fundamentales que comporten todos los seres humanos que pueden no satisfacerse por causa de una enfermedad o en determinadas etapas del ciclo vital, incidiendo en ellas factores físicos, psicológicos o sociales"[22]. Dichas necesidades básicas son[23]: "respirar normalmente, comer y beber de forma adecuada, eliminar los desechos corporales, moverse y mantener una postura adecuada, dormir y descansar, elegir la ropa adecuada: vestirse y desvestirse, mantener la temperatura corporal, mantener la higiene corporal y la integridad de la piel, evitar los peligros ambientales y del entorno, comunicarse con los demás, expresando emociones, necesidades, temores u opiniones, vivir de acuerdo con los propios valores y creencias, ocuparse de algo de tal forma que su labor tenga un sentido de realización personal, participar en diversas formas de entretenimiento y el aprender y descubrir"[23]. Habitualmente, estas necesidades son satisfechas por la propia persona cuando esta tiene el conocimiento, la fuerza y la voluntad para cubrirlas por sí mismo, es decir, cuando la persona es totalmente independiente y no requiere de la ayuda de nadie, pero cuando algo de esto falta o falla en la persona, una o más necesidades no se satisfacen, surgen los problemas de salud, volviéndose la persona dependiente y por lo tanto requiriendo de la ayuda o cuidado de otra para que dichas necesidades sean cubiertas en la mayor parte de su totalidad[22]. El cuidador/a en la mayoría de los casos, por no decir siempre, se trata de un familiar o alguien allegado a la familia, que tiene como fin cubrir o satisfacer toda y cada una de las necesidades de la persona que con normalidad y regularidad en condiciones normales de salud cuando han sido cubiertas por ella misma, pero este tema lo trataremos más adelante con mayor detalle. En ocasiones el cuidador/a encargado de realizar las actividades encaminadas a cubrir las necesidades básicas del paciente cuando se encuentra hospitalizado, es el personal de enfermería, recibiendo dicho cargo el nombre de cuidados básicos de enfermería según Virginia Henderson. "Estos cuidados básicos de enfermería se aplican a través de un plan de cuidados de acuerdo a las necesidades específicas del paciente"[24].

Según el modelo de la autora de las 14 necesidades básicas, al realizar la valoración de la persona llevaremos a cabo la evaluación en cada necesidad de las manifestaciones de dependencia e independencia, incluyendo aquellos aspectos fisiológicos, psicológicos, sociales y funcionales[23]. Y ambos conceptos se encuentran ligados al concepto de autonomía, es por ello por lo que haremos una breve definición de la misma[24, 25]:

- "Autonomía: Es la capacidad física e intelectual de la persona que le permite satisfacer las necesidades básicas mediante acciones realizadas por ella misma"[24].

A continuación, haremos una breve definición de los conceptos independencia y dependencia nombradas con anterioridad:

- Independencia: "Hace referencia a las acciones que la persona lleva a cabo para conseguir el máximo estado de bienestar y de salud, desarrollando sus competencias reales y potenciales. En enfermería la aplicación de esta idea implicaría conseguir el máximo grado posible de independencia en la satisfacción de las necesidades

fundamentales, teniendo en cuenta la edad y el estado de salud en que se encuentra la persona.
- Dependencia: Es la inadecuación y/o insuficiencia, real o potencial, de las acciones que la persona lleva a cabo por sí misma, para satisfacer las necesidades básicas, teniendo en cuenta la edad, sexo, etapa de desarrollo y situación de salud en la que se encuentra. También la entendemos como las dificultades y/o insuficiencia del entorno familiar para la satisfacción de las necesidades básicas"[23].

En nuestro caso nos centraremos en la sexta necesidad de Virginia Henderson, escoger ropa adecuada: vestirse y desvestirse, siendo los datos más relevantes a valorar los siguientes[23]:
- "Adecuación y comodidad de aquella ropa y calzado que usa habitualmente.
- Prendas u objetos que desee llevar siempre y significado que les atribuye.
- Dificultades o limitaciones para elegir aquella ropa, vestirse y/o desnudarse.
- Causas a las que atribuye estas dificultades o limitaciones"[23].

Esta necesidad es de gran importancia para la persona al igual que el resto, ya que para poder desarrollar su rol social y protegerse del entorno necesita dar respuesta a ella de forma independiente o con la ayuda de otra. Es por esta razón por lo que es necesario en todo momento dentro lo posible tener satisfechas todas y cada una de las necesidades básicas de forma independiente o dependiente, lo fundamental e imprescindible es tenerlas cubiertas todas[22, 25, 26].

La necesidad básica número 6, del modelo de Virginia Henderson, escoger aquella ropa adecuada: vestirse y desvestirse presenta ciertas manifestaciones de dependencia, características para la valoración y evaluación de dicha necesidad, estas son[24]:
- "Manifestaciones de dependencia:
    - Presenta limitaciones del área motora (fuerza, tono y amplitud de movimiento) que le impiden el vestirse y desvestirse de forma autónoma.
    - Utiliza ropa o calzado no adecuado a sus cambios o necesidades (zapato de calle para la realización de ejercicios físicos, ropa demasiado ajustada a su estructura corporal).
    - Muestra desinterés por el estado de la vestimenta. Ropa o calzado viejo, rotos, sucio o con mal olor"[24].

Como profesionales del ámbito sanitario, nuestra labor es en todo momento mantener el bienestar de la persona y cubrir sus 14 necesidades, y para ello le daremos la información o formación necesaria a través de programas de educación para la salud, en el caso de tratarse de personas dependientes, realizaremos talleres de formación para el cuidador/a, este tema también lo desarrollaremos en profundidad más adelante. Algunas recomendaciones básicas serían las siguientes[24, 26, 27]:

- "Informar bien sobre la importancia de la utilización de tejidos naturales.
- Orientar sobre el tipo de ropa y calzado más adecuado en función de la temperatura ambiente.
- Controles periódicos del estado de los pies y piel.
- Valorar de forma periódica la capacidad del anciano para vestirse y desvestirse.
- Tratar que el anciano realice las actividades de forma autónoma dándole siempre el tiempo que necesite para ello.
- Ofrecer aquellas ayudas necesarias, tratando siempre de mantener o devolver al anciano la mayor de la autonomía e independencia posible"[24].

Para evaluar y valorar el grado de dependencia que presenta la persona el instrumento más adecuado, fiable y útil, que se lleva a la práctica por los profesionales sanitarios para detectar cambios y posibles carencias sobre las necesidades básicas, es la escala o índice de Barthel, el cual desarrollaremos a continuación.

5.1 ESCALA O ÍNDICE DE BARTHEL.

La escala o índice de Barthel se tata de una herramienta muy utilizada por los profesionales sanitarios para valora la capacidad de una persona a la hora de realizar las actividades básicas de la vida diaria y de este modo obtener una estimación cuantitativa del grado de dependencia que esta presenta, ya que puede verse afectada alguna necesidad básica presentando carencias, siendo necesaria alguna actuación sobre la misma para su satisfacción[28, 29, 30, 31].

Las actividades básicas de la vida diaria son todas aquellas tareas fundamentales y elementales que realizamos a diario permitiéndonos desenvolvernos con un mínimo de autonomía e independencia para cubrir nuestras 14 necesidades básicas. Este conjunto de actividades podemos agruparlo en dos grupos, actividades básicas y actividades instrumentales de la vida diaria, son las siguientes[28, 29, 31]:

- "Actividades básicas de la vida diaria (ABVD):
    - Comer y beber.
    - Controlar las necesidades e ir al baño.
    - Vestirse y desvestirse.
    - Lavarse y cuidar el aspecto físico.
    - Cambiar y mantener posiciones corporales.
    - Desplazarse dentro de casa.
    - Levantarse e ir a dormir.
- Actividades instrumentales de la vida diaria (AIVD):
    - Caminar por la calle.
    - Limpiar y mantener la casa en condiciones.
    - Comprar.
    - Lavar y cuidar la ropa.
    - Cocinar.
    - Manejar dinero"[28, 29, 31].

La escala o índice de Barthel como hemos mencionado anteriormente, es un instrumento importante de conocer, muy utilizado y fácil de aplicar, presentando un elevado grado de fiabilidad y validez, ya que tiene la capacidad de detectar unos cambios significativos y de fácil interpretación, ayudándonos a identificar las necesidades específicas carentes en la persona para su posterior actuación y satisfacción de las mismas[28] (*véase Anexo 8*). Esta herramienta mide diez actividades básicas de la vida diaria (ABVD), estas son[28, 29, 31]:

- "Comer.
- Trasladarse.
- Aseo personal.
- Uso del retrete.
- Bañarse/ducharse.
- Desplazarse.
- Subir/bajar escaleras.
- Vestirse/desvestirse.
- Control de heces.
- Control de orina"[28, 29, 30, 31].

Estas diez actividades se valoran asignándoles 0, 5, 10 o 15 puntos a cada una de ellas, en función de la valoración de la persona, pudiendo variar el resultado global entre varias puntuaciones:

- "< 20 puntos: dependencia total.
- 21 - 60 puntos: dependencia severa.
- 61 - 90 puntos: dependencia moderada.
- 91 – 99 puntos: dependencia escasa.
- 100 puntos: independencia"[28, 29, 30, 31].

La puntuación total de la valoración, nos dará información sobre el grado de dependencia o independencia que la persona presente. Llegados a este punto podremos llevar a cabo las medidas de actuaciones correctas y adecuadas a las necesidades específicas que la persona presente con el fin de satisfacer al completo las 14 necesidades básicas de Virginia Henderson, adecuando la ayuda a la necesidad carente y no anulando a la persona, ya que si se da más ayuda de la que requiere el grado de dependencia se agudiza, siendo el objetivo propuesto el contrario[28].

5.2 ÍNDICE DE KATZ.

A parte del índice de Barthel que como ya hemos mencionado anteriormente se encarga de la evaluación de las actividades de la vida diaria, existe otro índice de valoración llamado índice de Katz, que se encarga de evaluar el grado de dependencia e independencia de las personas sobre dichas actividades básicas de la vida diaria utilizando seis funciones básicas, las cuales son: "baño (esponja, ducha o bañera), vestido, uso del retrete, movilidad, continencia y alimentación"[32], en el que en función de la puntuación obtenida podrá presentar 3 posibles grados de dependencia o incapacidad[33] (*véase Anexo 9 y 10*).

"Las funciones que valora tienen carácter jerárquico, de tal forma que la capacidad de realizar una función implica la capacidad de hacer otras de menor rango jerárquico. Esto le confiere una serie de ventajas como la sencillez en la realización, evitando cuestionarios complejos, comodidad para el paciente y facilidad a la hora de comunicar información"[32].En este índice la dependencia sigue un orden establecido siendo la recuperación de la misma independencia de forma ordenada e inversa.

5.3 ÍNDICE DE LAWTON Y BRODY.

A parte de aquellos índices o escalas de valoración que acabamos de mencionar, cabe destacar la importancia del índice de Lawton y Brody, el cual se trata de un instrumento de medición de aquellas actividades instrumentales de la vida diaria, es utilizado con gran frecuencia y especialmente en las unidades de geriatría de toda España, sin dejar de lado el resto de unidades donde también pueden llevarse a cabo[32].

La principal ventaja de esta escala es que permite estudiar y analizar cada uno de los ítems que la forman, siendo de gran utilidad en la detección de las primeras señales de deterioro del anciano. Los ítems que la componen son 8: "capacidad para utilizar el teléfono, hacer compras, preparar la comida, realizar el cuidado de la casa, lavado de la ropa, utilización de los medios de transporte y responsabilidad respecto a la medicación y administración de su economía" [32]. En función de la puntuación obtenida existen diversos grados o niveles de dependencia[34] (*véase Anexo 11 y 12*).

6 FORMACIÓN

Los grandes avances y cambios sociodemográficos en los últimos años han mejorado la calidad de vida y con ello la esperanza de vida a nivel mundial, teniendo como consecuencia una población cada vez más longeva, lo cual nos supone un mayor número de personas ancianas y con ello dependientes demandantes de cuidados, aunque no siempre tienen que ser personas mayores las demandantes de dichos cuidados[21, 35].

"Cuando una persona pierde su autonomía y tiene un cierto grado de dependencia aparece necesariamente la figura del cuidador, este se define como aquella persona que se responsabiliza de aquellos cuidados de otra, dependiente o discapacitada, que requiere asistencia de forma permanente y continuada"[35]. Por motivos principalmente económicos en la mayoría de las ocasiones, las familias, parientes, vecinos o amigos, asumen ese cuidado informal de personas mayores dentro de su entorno social, adquiriendo una gran importancia el papel de la familia y principalmente el de la mujer, la cual asume en la mayoría de los casos, el rol principal de cuidadora. La familia es la principal proveedora de cuidados de salud y en la mayoría de las ocasiones constituye la única fuente de cuidados para aquella persona dependiente[21, 35]. La persona sobre la cual recae la mayor responsabilidad del cuidado con respecto el resto de los familiares se denomina "cuidador familiar" o "cuidador informal", el cual proporcionará la mayor parte de la asistencia y apoyo en las actividades de la vida diaria sobre la persona dependiente, con el fin de cubrir todas sus necesidades básicas facilitándole una calidad de vida óptima. Sobre estos cuidadores principales o informales recaen una gran responsabilidad, ya que son ellos los encargados de complementar los cuidados y necesidades que las personas dependientes carecen, sin llegar nunca al punto de anular a la persona volviéndola aún más dependiente, es decir, deben dar cuidados solo sobre la necesidad carente[21,35]. "De este modo, surge el término *Sistema Informal de Cuidados* (SIC), el cual incluye a todas las personas, básicamente aquella familia, que no pertenecen al Sistema Formal de Servicios y que, por una u otra razón, atienden necesidades de cuidados de otras personas dependientes y no reciben retribución económica por la ayuda que ofrecen"[21]. El hogar se convierte en el principal escenario de la atención, proporcionándose los cuidados integrales en un entorno cómodo y familiar para aquella persona dependiente adaptada a sus necesidades, ya que a veces el traslado del paciente a otro lugar de residencia de forma permanente o definitiva supone un trastorno de adaptación a las nuevas actividades de la vida diaria fuera de la esfera habitual[35].

Según el modelo de Virginia Henderson, los cuidados desarrollados y llevados a cabo por los cuidadores informales de personas dependientes, requieren unos mínimos de recursos y conocimientos para llevarlos a la práctica de una forma óptima que asegure el bienestar de la persona demandante de cuidados. De acuerdo al modelo de la autora, toda persona para autocuidarse o cuidar a otra persona debe tener cubiertas tres áreas, estas son: su conocimiento sobre lo que tiene que hacer, su fuerza o capacidad para desarrollar o ejecutar una acción y su voluntad o intención. Si alguna de estas tres áreas presenta algún déficit o carencia, las acciones a realizar no serán idóneas para resolver el problema presente[21].

Como hemos mencionado en los párrafos anteriores, la prestación de cuidados informales sobre nuestros familiares, habitualmente no se reparte de forma equitativa entre todos los miembros de la familia, esta labor recae fundamental y principalmente sobre las mujeres[21]. Hoy en día, debemos tener en cuenta que cada vez son más las mujeres que se encuentran inmersas en el ámbito laboral, teniendo que renunciar en muchas ocasiones a su puesto de trabajo para hacerse cargo de su familiar. Dicha carga de trabajo provoca una serie de cambios en la dinámica y en el funcionamiento del entorno familiar, especialmente sobre el cuidador principal, el cual, sufre o experimenta toda una serie de alteraciones desfavorables que repercuten negativamente sobre su propia salud, ya que diversos estudios demuestran que la carga de trabajo que genera cuidar de una persona dependiente, se trata de una actividad muy estresante, siendo dichas repercusiones las siguientes[35, 36, 37]:

- "Aislamiento social.
- Agotamiento físico.
- Hipertensión.
- Falta de tiempo libre.
- Deterioro de la calidad de vida.

- Deterioro de la situación económica.
- Malestar físico y mental: La ansiedad, sentimientos de soledad, insomnio, irritabilidad, nerviosismo, baja autoestima y depresión.
- Problemas osteomusculares, cardiovasculares e inmunológicos.
- Tensión emocional derivadas de la sobrecarga de trabajo"[21, 35, 37].

Nos encontramos ante una población susceptible de sufrir cansancio debido a la gran carga de trabajo, existiendo una gran variedad de factores causantes y favorecedores de dicha situación y uno de nuestros objetivos desde el área de enfermería es el de incidir y actuar sobre ellos, ya que si mejoramos su bienestar y su calidad de vida, mejoramos indirectamente el de la persona dependiente. A continuación, mencionaremos brevemente las consecuencias que aquel cuidado de una persona puede ocasionar sobre diferentes ámbitos del cuidador principal[26, 35]:

- Relaciones familiares: A la hora de tomar decisiones frente al cuidado de la persona dependiente, no se aprecia la gran labor que realiza el cuidador principal, ya que en la mayoría de los casos la persona dependiente pasa a vivir con el cuidador, con lo que ello conlleva. Este hecho no es muy aconsejable, ya que la persona dependiente sale de su rutina debiéndose adaptar dentro de sus posibilidades a las nuevas circunstancias, lo cual para ella supone un trastorno, pero al mismo tiempo debemos tener en cuenta que para el cuidador principal es de gran ayuda debido a las cargas familiares que igualmente recaen sobre él[21, 35].
- Trabajo y situación económica: El estar a cargo de una persona supone graves conflictos o dificultades económicas a la hora de compaginar el trabajo y los cuidados, ya que al tener que dedicar más tiempo a nuestro familiar nos vemos en muchos casos en la obligación de reducir nuestra jornada laboral o inclusive de abandonar nuestro puesto de trabajo, con lo cual, supone una disminución de los ingresos o en otras ocasiones aumentan los gastos derivados del cuidado de la persona[21, 27].
- Tiempo: El hecho de cuidar exige tiempo y una gran dedicación hacia la persona cuidada, lo cual conlleva a una disminución de tiempo dedicado a nosotros mismos, tenemos menos tiempo para nosotros, menos tiempo para nuestros propios autocuidados, lo que da lugar a que aparezcan sentimientos de tristeza y aislamiento social[21, 35].
- Salud: Debido a esta gran labor de cuidar, aparece el mayor y principal problema, el cansancio físico, el cual es inevitable debido a la sobrecarga de trabajo[21, 35].
- Estado de ánimo: El cuidador principal manifiesta sentimientos de

tristeza, desesperación, indefensión y desesperanza, debido a la falta de un tiempo libre que comentábamos anteriormente, a la situación de declive del familiar... En definitiva por el gran cambio que se produce en su forma vida[21, 35].

- "Otros efectos derivados de aquella sobrepresión son, problemas relacionados con la insuficiente formación para realizar el cuidado, problemas relacionados con la falta de ayuda.

Tienen sentimientos de preocupación y ansiedad ante la situación por la que pasan, preocupación por la salud de su familiar, por su propia salud, por unos conflictos familiares asociados a la falta de tiempo para todo; sentimientos de culpa por enfadarse con la persona a la que cuida, por pensar que no le hace todo aquello que puede, por descuidar otras responsabilidades, etc..."[21, 35].

Son muchos los cuidadores principales que dejan de lado sus propios autocuidados porque se emplean a fondo en centrar toda su atención sobre los cuidados de la persona dependiente, dando lugar a las consecuencias que acabamos de mencionar, lo cual desemboca posteriormente en múltiples llamadas de atención sobre aquellos profesionales sanitarios, principalmente sobre el personal de enfermería, demandando ayuda, formación e información especializada para ofrecer unos cuidados de calidad a la persona demandante de ayuda[26, 35].

"La educación para la salud constituye una forma de cuidado enfermero en el cual se fundamenta la profesión de Enfermería. El cuidado, para ser completo debe comprender desde el nacimiento hasta la muerte y basarse tanto, en situaciones de enfermedad como en la prevención y promoción de la salud"[36].

"Un plan de educación es el conjunto de actuaciones que puestas en un orden atienden a una serie de objetivos específicos, aunque sin perder de vista el fin principal y común a todo plan de educación que consiste en proporcionar a quien va dirigido, las herramientas necesarias para su propio autocuidado y autonomía"[36].

Desde el área de enfermería tenemos el deber de llevar a cabo un plan de educación que satisfaga las necesidades que los cuidadores principales nos reclaman. Es muy frecuente que estas personas no posean aquellos conocimientos acerca de lo que supone la enfermedad y en que consiste con exactitud, lo cual acaba generando una situación de ansiedad y estrés ante la inexperiencia y el desconocimiento de la verdadera realidad en la que se encuentra. Con el propósito de que lleven a la práctica unos cuidados de calidad sobre la persona dependiente y sobre ellos mismos, ya que para garantizar el bienestar de la persona es primordial y esencial cuidarse a ellos mismos, se ha propuesto el siguiente plan de actuación[26, 35, 26]:

- "Educar y formar al cuidador en conocimientos y habilidades que le permitan desarrollar con independencia y seguridad las técnicas necesarias para un cuidado idóneo de la persona dependiente que atiende.
- Fomentar los autocuidados, se trata de la práctica de actividades que las personas inician y realizan en su propio beneficio, para el mantenimiento de la vida, salud y bienestar. Es importante que los cuidadores informales o principales, no sólo aprendan a cuidar a las personas que cuidan, sino que, también aprendan a cuidarse ellos mismos.
- Administrar las herramientas necesarias de orientación y apoyo al cuidador en su labor.
- Ofrecer un servicio interactivo donde responder a todas aquellas inquietudes, dudas, sugerencias, información adicional, problemas, etc., que le puedan surgir derivados de la atención al paciente dependiente a lo largo del tiempo.
- Divulgar la existencia de esta iniciativa para mejorar la calidad de la asistencia en el propio domicilio y, reducir la carga asistencial a nivel hospitalario intentando minimizar el número de reingresos"[35].

El objetivo principal de estas sesiones educativas, es otorgar la capacidad necesaria y adecuada a los cuidadores principales para tomar sus propias decisiones y elegir conscientemente cuales son los mejores cuidados o actuaciones sobre la persona dependiente que tienen a su cargo. Para ello, debemos guiarles y formarlos correctamente para que ellos cultiven una capacidad apta para la toma de decisiones de manera razonada[36].

Los programas de educación para la salud o la educación sanitaria, se trata de uno de los principales pilares básicos dentro de la Enfermería por la importante labor y función que tienen. Se basan esencialmente en transmitir y proporcionar una serie de conocimientos y herramientas que la población nos reclama por falta de conocimientos a la hora de resolver problemas relacionados con la salud, con el objetivo de que puedan solucionarlos por sí solos, siendo autosuficientes para ello[36]. Pero además de este plan de actuación diseñado para que los cuidadores principales ofrezcan unos cuidados profesionalizados con el objetivo de cubrir todas las necesidades del paciente dependiente para mejorar su bienestar y calidad de vida, no debemos nunca olvidarnos del cuidado del mismo. Es por esta razón principalmente, por la que se ha desarrollado el siguiente programa con el fin de disminuir las consecuencias que conlleva la sobrecarga de trabajo del

cuidado de una persona dependiente. Aquellos puntos a tratar son los siguientes[30]:
- Fomentar la relación del cuidador con el enfermo[30].
- Destacar la importancia de su propio bienestar para proporcionar una atención óptima a la persona dependiente[30].
- Disminuir el estrés que genera esta nueva situación[30].
- Fomentar el descanso del cuidador tanto físico como psíquico, para dominar y sobrellevar mejor la situación. Concienciar al cuidador principal que el hecho de descansar no supone la falta de atención a su familiar sino una liberación de la tensión acumulada[30].
- Disponer de un tiempo libre, es una decisión difícil de tomar, ya que en el cuidador surge el sentimiento de abandono, pero se trata de un aspecto muy importante para desconectar.

Es aconsejable que recupere las relaciones sociales, mantenga relaciones y conversaciones con otras personas, que recupere su grupo de amistades y se evada de los problemas[30].

Cabe destacar que para poder formar correcta y adecuadamente a los cuidadores principales, es muy necesario que los profesionales sanitarios encargados de dicha formación, en este caso los de enfermería, estén formados no solo en los conocimientos y habilidades, sino también en actitudes y valores. Algunas sugerencias podrían ser las siguientes[22, 38, 39, 40]:
- Cursos de actualización sobre protocolos de actuación.
- Cursos de actualización sobre las diferentes teorías y modelos de enfermería.
- Sesiones clínicas multidisciplinarias, con el objetivo de aplicar un cuidado integral sobre el paciente dependiente.
- Promover la independencia del paciente dependiente.
- Evaluaciones periódicas de los conocimientos y las habilidades del personal de enfermería.

Diversos estudios demuestran que un mayor nivel de formación en todos los aspectos que rodean a la persona dependiente, disminuye el estrés y aquel cansancio psicológico. Aquellos cuidadores informales o principales identifican perfectamente los aspectos en los que presentan mayor déficit de conocimientos y que por tanto necesitan reforzar mediante formación procedente de los profesionales sanitarios. Por un lado, a los profesionales nos facilitan el trabajo, ya que podemos hacer más hincapié en aquello que nos solicitan[35]. La prevención y los cuidados básicos, es uno de los temas principales que debemos abordar, ya que es lo principal que el cuidador debe proporcionar y para ello debemos formarlos en autocuidados para resolver todos aquellos posibles problemas que puedan surgir a través de las habilidades personalizadas e individualizadas necesarias, siempre con el mismo fin de disminuir significativamente la ansiedad, la angustia, la inseguridad y el cansancio físico y emocional que acarrean debido al largo proceso que supone cuidar de una persona dependiente[35]. Los cuidadores principales o informales tienen una labor de vital importancia, ya que al dedicarse del cuidado integral del paciente adquieren el papel de recurso terapéutico en dos vertientes: emocional e instrumental[21].

- Emocional: El cuidador principal al tratarse de un familiar o persona cercana o allegada a la familia, tiene un gran significado para la persona dependiente. Es aquella persona que le aporta el soporte emocional necesario para sentirse segura, en momentos de desprotección e inseguridad al volverse total o parcialmente dependiente, ayudándole a recuperar parte de aquella seguridad o autoestima perdida.

Suponen un gran apoyo a través del acompañamiento, el contacto físico o la palabra, los miembros de la familia se tratan de un complemento esencial en situaciones de déficit[21].

- Instrumental: Queda totalmente justificada al ser los familiares o allegados los encargados de prestar la ayuda necesaria para cubrir las necesidades básicas para llevar a cabo las actividades de la vida diaria de la persona dependiente[21].

Como hemos comentado a lo largo de todo el apartado, una de las consecuencias más importantes a destacar es el síndrome del cuidador, sobrecarga o carga del cuidador que "se define como el conjunto de problemas de orden físico, psíquico, emocional, social o económico que pueden experimentar los cuidadores"[21]. Este aparece cuando el nivel de carga de trabajo que soporta en la realización de sus tareas o cuidados sobrepasa su capacidad de adaptación. Podemos diferenciar entre dos tipos de carga, objetiva y subjetiva[35]:

- Objetiva: Es aquella que está relacionada con la severidad o gravedad de la enfermedad o patología y con el tiempo de dedicación al cuidado de la misma, con el objetivo de cubrir las necesidades básicas de la persona dependiente en función de su incapacidad funcional[35].

- Subjetiva: Está relacionada con los sentimientos y percepciones negativas que el cuidador experimenta sobre las funciones de cuidado que realiza con la persona dependiente[35].

Se puede decir que lo que determina la sobrecarga que sufre o padece el cuidador, no es la carga objetiva, sino más bien la interpretación subjetiva del cuidador frente a la situación que experimenta. La sobrecarga de la tensión, de emociones y de sentimientos, llega a causar graves cambios y situaciones de estrés que dan lugar a depresiones y grandes cargas sentimentales[35].

6.1 RECURSOS SANITARIOS.

En multitud de ocasiones los familiares ante la gran carga de trabajo y las diferentes características de la situación presente, toman la decisión de utilizar y hacer uso de los recursos sociosanitarios disponibles para hacer frente a las necesidades de su familiar a cargo. Los principales recursos existentes son: Servicio de ayuda a domicilio, teleasistencia, centros de día, adaptación de las viviendas, alojamientos alternativos y las residencias[41]. A continuación daremos a conocer brevemente el funcionamiento, la utilidad y los objetivos de cada uno de ellos.

- Servicio de ayuda a domicilio: Se trata de servicios de dependencia publica, prestado sobre todo a cargo de aquellas administraciones locales, aunque la gestión es llevada a cabo por las diferentes organizaciones, que puede ir desde empresas especializadas hasta ONGs a través de contratos realizados con dichas entidades, las cuales son ayuntamientos, diputaciones, comunidades autónomas, etc... Los objetivos principales de este servicio es de carácter preventivo y rehabilitador, basándose fundamentalmente en los cuidados, "de tipo doméstico, de cuidados personales, de apoyo psicosocial familiar y de relación con el entorno"[41].

- Teleasistencia: Está basado en un servicio de gran accesibilidad, bajo coste, desarrollado y gestionado habitualmente por aquellas administraciones públicas o de unas entidades sin ánimo de lucro. "Consiste en un dispositivo que puede transportar el individuo sobre sí mismo y le permite contactar, a cualquier hora del día, con una centralita de guardia, que atenderá sus necesidades, incluyendo la atención sanitaria urgente, puesto que suelen derivar a aquellos servicios de emergencia si es preciso"[41]. Este dispositivo fue diseñado para ser utilizado principal y únicamente por personas mayores que vivieran solas y que presentasen un buen grado de autonomía, siendo de muy poca utilidad para pacientes demenciales aunque no para sus cuidadores principales cuando estos presenten problemas de salud asociados.

- Centros de día: "Servicio sociosanitario y de apoyo familiar que ofrecen atención diurna a todas aquellas necesidades personales básicas, terapéuticas y socio-culturales de las personas mayores dependientes"[41], con el objetivo principal de intentar promover su autonomía y la permanencia del individuo en su entorno natural. Es de gran frecuencia que estos centros incluyan entre su oferta de servicios, "aqullos de transporte, comedor, higiene personal, seguimiento médico, cuidados de enfermería, terapia ocupacional, fisioterapia y rehabilitación, actividades psicoterapéuticas, etc"[41].

- Adaptación de viviendas: "La Administración Central, a través del CEAPAT, dependiente del IMSERSO, y de otras entidades dependientes de las administraciones autonómicas y locales, disponen de programas de ayudas económicas, asesoría técnica especializada y otros servicios que permiten a los familiares de los enfermos la realización de las modificaciones necesarias en sus viviendas para dotar a éstas de las condiciones de habitabilidad y accesibilidad que mejor se adapten a las necesidades de cada enfermo y familia"[41].
- Alojamientos alternativos: Se tratan de unos lugares diferentes al domicilio habitual del paciente en los que estos residen, con el objetivo principal de poder conseguir una convivencia familiar, intentando mantener al individuo en la misma comunidad. Existen así. dos tipos de alojamientos alternativos: Aquelas "alternativas convivenciales" y las "alternativas individuales".
    - Las alternativas convivenciales se le recomienda que se localicen en el entorno habitual donde reside el paciente para permitir que éste no salga del mismo, fomente su autonomía y desarrolle sistemas de autoayuda mejorando los sentimientos de utilidad, con el inconveniente que no garantizan la intimidad, pudiendo aparecer problemas de convivencia.
    - Las alternativas individuales aseguran aquella autonomía e independencia del individuo, además de su intimidad y privacidad.
- Residencia: "La definición de un centro gerontológico abierto, de desarrollo personal y atención sociosanitaria interprofesional, en el que viven temporal o permanentemente unas personas mayores con algún grado de dependencia, nos da una idea de la teórica idoneidad de este tipo de centros"[41]. En los centros residenciales existen dos posibilidades de alojamiento:
    - Estancia temporal: Una estancia no superior a 60 días "por situaciones eventuales de una necesidad, dependientes del enfermo o de la familia con quien convive"[41]. Los motivos más frecuentes por los que es utilizado este recurso son:
        - "Necesidad de respiro familiar.
        - Enfermedad nueva o agravamiento en patología previa del cuidador principal relacionada con el cuidado del enfermo.
        - Enfermedad nueva o agravamiento en patología previa en el núcleo familiar del cuidador principal.
        - Agravamiento de la situación del enfermo que dificulte el manejo o cuidado de éste"[41].

o Estancia definitiva: Es aquella que se lleva a cabo cuando no existen posibilidades de garantizar la atención que requiere el enfermo en el domicilio.

Debido a la gran influencia tanto física como psicológica que tiene la sobrecarga de trabajo del cuidado de la persona dependiente sobre el cuidador principal existe un cuestionario llamado Sarito de gran utilidad y fiabilidad que desarrollaremos en el siguiente apartado.

6.2 CUESTIONARIO O ESCALA DE ZARIT.

El cuestionario Sarito, se trata de una herramienta de gran utilidad y fiabilidad disponible en los servicios sanitarios para evaluar el nivel de sobrecarga del cuidador principal o informal de personas dependientes. Consta de 22 ítems, con respuesta tipo escala Likert (1-5). Los valores correspondientes a las opciones de respuesta son[35, 42, 43] (*véase Anexo 13*):

- 1: Nunca.
- 2: Rara vez.
- 3: Algunas veces.
- 4: Bastantes veces.
- 5: Casi siempre.

La puntuación total o de corte recomendada es la siguiente[35, 42, 43]:

- < 46: No sobrecarga.
- 47 – 55: Sobrecarga leve.
- > 56: Sobrecarga intensa.

Una vez obtenida la puntuación del cuestionario, podremos llevar a cabo las intervenciones y programas de salud en aquellos aspectos en los que el cuidador presente unos mayores déficits, ofreciéndole aquella ayuda, los conocimientos y la formación necesaria para hacer frente a los posibles y diferentes problemas que cada uno de ellos pueden presentar. Al tratarse de una herramienta que se utiliza de forma individualizada, los cuidados, el apoyo, la formación y todo lo referente al cuidador se administrara del mismo modo, individualizo y personalizado atendiendo a sus necesidades, con el objetivo principal de disminuir todas las posibles consecuencias que pueden darse como hemos visto en el apartado anterior[35, 42, 43].

Aparte de este instrumento de valoración, es muy importante tener la capacidad y aquellos conocimientos necesarios para poder detectar todos aquellos mecanismos de la alerta del cuidador que indican o sugieren cansancio derivados de dicha carga. Algunos de ellos son[35]:

- Problemas de sueño: No sienten que el sueño sea muy reparador y conciliador, tienen dificultad para conciliar el sueño debido a las

continuas y constantes preocupaciones, en frecuentes despertares, durante el día tienen demasiado sueño debido a la falta de descanso durante la noche.
- Pérdida de energía, fatiga crónica, sensación de cansancio continuo.
- Problemas físicos: Palpitaciones, el temblor de manos, molestias digestivas.
- Problemas de memoria y dificultad para concentrarse.
- Los actos rutinarios repetitivos como limpiar y mantener el orden continuamente.
- Dar demasiada importancia a los pequeños detalles, lo que provoca situaciones de irritabilidad fácilmente.
- Cambios frecuentes de humor o de estado de ánimo.
- Dificultad para superar sentimientos de depresión o nerviosismo.
- Menor interés por actividades y personas que anteriormente eran objeto de interés, pierden totalmente aquellas relaciones sociales, se aíslan de todo, el único de interés es la persona dependiente y sus cuidados.
- Aumento o disminución del apetito.
- No admitir la existencia de síntomas físicos o psicológicos que se justifican mediante otras causas ajenas al cuidado, dejan a un lado sus propios autocuidados.

Como hemos mencionado anteriormente, esta población encargada del cuidado de personas dependientes tienen una gran responsabilidad sobre sus hombros soportando una elevada carga de trabajo, para disminuir o evitar este cansancio es primordial el poner en marcha programas de educación para la salud destinados a informar y formar a cuidadores informales sobre aquellos cuidados y todo lo necesario para la persona dependiente, ya que en muchas ocasiones la falta de información y formación, crea en el cuidador sensaciones de inseguridad, preocupación, culpa y miedo al no saber si los cuidados que está ofreciendo a su familiar son los adecuados para cubrir todas sus necesidades[35]. Por otro lado, debemos concienciar a la población cuidadora de la importancia de pedir ayuda no solo para formarse y dar unos cuidados de calidad, sino también para saber y aprender a cuidarse a ellos mismos a administrarse unos cuidados de calidad, dándoles las nociones básicas sobre la importancia del descanso y de las actividades de ocio o relaciones sociales para la mejora de la autoestima. Por esta razón es por lo que consideramos que aquellos profesionales de enfermería de atención primaria deberían de llevar a cabo un seguimiento cada cierto tiempo de los cuidadores informales para que mantengan un bienestar de vida óptimo y saludable[35]. Cabe destacar la importancia de diseñar un plan de cuidados estandarizados centrados en la persona cuidadora y la familia[34] (*véase Anexo 14, 15, 16, 17*).

6.3 LA INTIMIDAD DEL PACIENTE.

La intimidad del paciente se trata de un tema muy delicado que junto a la humanización de los cuidados ha alcanzado gran relevancia en el ámbito sanitario, siendo los derechos más importantes que posee el paciente[44]. En la práctica diaria los profesionales sanitarios, concretamente aquellos de enfermería, son los que mayor toma de contacto directa tiene sobre los pacientes y por ello deben de poseer toda la información clara y directa acerca de los derechos de los pacientes, al igual que cualquier cambio normativo o actualización de los mismos para que en todo momento su privacidad e intimidad este protegida al 100% y de este modo contribuir a lograr una atención integral e individualizada de calidad centrada en el paciente[44].

La intimidad del paciente se trata de un aspecto que en la mayoría de las veces no se le da la importancia que realmente tiene o que para el paciente tiene, priorizando otros aspectos más técnicos y necesidades consideradas más básicas por el propio personal sanitario, que giran alrededor de la enfermedad más que sobre el propio paciente, el cual es el verdadero centro de los cuidados. Es cierto que los profesionales sanitarios velan en todo momento por la salud, el bienestar y la calidad del paciente, pero son muchas las ocasiones que obvian o no tienen en cuenta otros aspectos, aspecto como es la intimidad, el cual es fundamental y prioritario para los pacientes[45, 46]. Existen multitud de estrategias y de distintos mecanismos para hacer frente a las continuas situaciones y factores que vulneran la intimidad del paciente, cuando el profesional sanitario los lleva a cabo genera sobre el paciente la mayor satisfacción que existe, de ahí que para el paciente se trata de un elementos fundamental[45,46]. La práctica asistencial que les depara el día a día a los profesionales de enfermería los hace ser de una piel diferente, son personas que llevan intrínseco en su ser la empatía. Trabajan a diario con un campo difícil de tratar como son el campo de los sentimientos, las emociones, los afectos; en definitiva con las relaciones interpersonales, siendo aquí donde entra en juego la importante capacidad de empatizar con el paciente y respetar la intimidad, sus derechos, la privacidad y la dignidad de los pacientes[45, 47].

La intimidad se trata de un concepto único para cada persona, subjetivo e influenciado por la educación, edad, sexo, etnia, religión, etc... "El término intimidad deriva del superlativo "intimus", representando lo más interior del interior de cada persona. La intimidad está definida como parte reservada o más particular de los pensamientos, afectos o asuntos interiores de una persona, familia o colectividad"[45]. La intimidad como hemos

nombrado con anterioridad, se trata de un derecho fundamental del paciente que debe ser preservado desde dos aspectos[45]:
- La confidencialidad o protección de datos relativos a la salud del paciente.
- La protección de la intimidad personal que tiene su punto de partida en la intimidad corporal donde entra en juego diversos factores a tener en cuenta como son los valores y creencias.

El paciente desde el momento en el que su grado de dependencia se ve alterado por cualquier enfermedad o por factores fisiológicos, su intimidad se ve en cierto modo afectada, ya que para cubrir sus 14 necesidades básicas dependerá de otra persona lo cual no significa que renuncie a su derecho de intimidad. "También se debe cuidar este aspecto desde un punto de vista psicológico en relación con el deseo de la persona de permanecer en soledad o en el anonimato, respetando su vida privada y autonomía"[45].

Los centros sanitarios en los últimos años han tomado conciencia de la verdadera importancia de este derecho, concienciando a todos aquellos profesionales que rodean al paciente de que se cumpla y se lleve a cabo el derecho de la intimidad, y para ello han elaborado, implementado, evaluado y actualizado periódicamente todos aquellos procedimientos y protocolos sobre la protección de la intimidad y la privacidad de los pacientes y sus familias[45, 46, 47]. Los profesionales de enfermería, son los que mayor toma de contacto tienen con los pacientes, son el primer eslabón de la cadena que debe de llevar a cabo una atención asistencial de calidad respetando los detalles más insignificantes que para los pacientes pueden ser de gran valor, ya que en su práctica diaria pueden estar agrediendo este derecho sin querer, al tratarse la intimidad de un derecho que en todo momento debe de estar salvaguardado. La calidad de los cuidados toma relevancia cuando se respeta a la persona y su intimidad, lo que conlleva a una mayor satisfacción por parte de la misma así como de la calidad de los cuidados.

La educación de los profesionales sobre la intimidad del paciente es muy importante, debiendo respetar cada detalle por mínimo que sea para no violar en ninguna ocasión su intimidad[44, 45, 48, 49].

6.3.1 SATISFACCIÓN DEL PACIENTE.

La satisfacción se trata de un elemento de gran valor para todos los pacientes, está considerada como un componente deseable e importante de alcanzar por la actuación médica. Aunque es un concepto que todos entendemos intuitivamente, cada persona, profesional o paciente le asigna un valor acorde con su necesidad[49, 50].

Diversos estudios demuestran que en los comienzos de las evaluaciones o encuestas de satisfacción, se le daba mayor valor a la cantidad y la calidad de la información recibida por el profesional sanitario. Pero rápidamente esa visión pasó a un segundo plano adquiriendo así, un sentido multidimensional, proponiéndose diferentes dimensiones de la satisfacción. Tras varios estudios e investigaciones, se llegó a la conclusión de aquellas dimensiones más importantes de la satisfacción del paciente eran: La comunicación (claras explicaciones, intimidad en la conversación, escucha activa), actitudes profesionales (no adoptar un rol dominante), competencia técnica (los conocimientos propios de su especialidad), clima de confianza (el paciente capaz de discutir con el médico sus problemas personales) y percepción del paciente de su individualidad (respeto mutuo)[49, 50].

El objetivo principal de este nuevo planteamiento metodológico, es reconocer el papel activo de los pacientes en la toma de decisiones sobre su propia salud y en la idea de que las decisiones clínicas deben incluir la perspectiva del paciente, ya que la satisfacción de ellos dependerá en gran medida del resultado de la actividad asistencial[50].

Con respecto a nuestra necesidad número 6 del modelo de Virginia Henderson, elegir la ropa adecuada: vestirse y desvestirse, la satisfacción de dicha necesidad básica por parte del paciente o de su cuidador principal, implica capacidades cognitivas que le permitan elegir adecuadamente las prendas acorde a la climatología, circunstancias, actividad... Así como capacidades y habilidades físicas suficientes para ponerse y quitarse la ropa (la fuerza, coordinación de movimientos y flexibilidad articular). La adquisición de los conocimientos necesarios para cubrir dicha necesidad básica recae principalmente sobre los profesionales de enfermería, los cuales mediantes talleres y programas de educación para la salud aportarán toda la información y ayuda precisa tanto para el paciente como a su cuidador principal[51].

Los procesos asistenciales han cambiado sustancialmente cuando los profesionales sanitarios han comenzado a preocuparse realmente por satisfacer, no solo las necesidades de los pacientes sino también las expectativas de los mismos. Los propios pacientes han pasado a ser considerados como coproductores de los cuidados de salud y como tales, han adoptado un rol diferente, siendo necesario contar con su opinión y promover en ellos decisiones responsables sobre su salud. La opinión del paciente ha alcanzado un importante valor debido a todos estos cambios, ha pasado a ser vista como el resultado de la asistencia sanitaria y por ello se le debe dar el valor que merece con la finalidad de incrementar la calidad de la prestación y de los cuidados sanitarios y para mejorar los tratamientos, programas e intervenciones que se aplican a diario[50]. La expectativa que el paciente tenga sobre aspectos como los cuidados y el personal sanitario, el centro o el trato personal recibido serán los justos y necesarios para medir y evaluar la satisfacción recibida en su conjunto, ya que este concepto se entiende como el resultado de la diferencia entre lo que el paciente espera recibir o que ocurra y lo que realmente obtiene después de todo el proceso asistencial[52] (*véase Anexo 18*). Es por ello por lo que "la satisfacción será mayor cuando la expectativa sobre los cuidados a recibir se vea superada por lo que ocurra; mientras que la insatisfacción se producirá cuando los cuidados y atenciones queden por debajo de las expectativas"[50].

Como hemos mencionado anteriormente, la comunicación, la escucha activa y el trato hacia el paciente son los factores y aspectos más importantes en el cuidado integral de los mismos y de los cuales dependerá su satisfacción. Es por esta razón, por la que la forma de llevar a cabo las entrevistas clínicas junto con todo un adecuado cumplimiento de las recomendaciones terapéuticas se trata de un hecho de vital importancia, ya que al paciente le permite expresarse con libertad adquiriendo toda la información suficiente, lo cual se asocia a un nivel de satisfacción y cumplimiento de las prescripciones más alto[50].

Obtenemos como conclusión que la satisfacción del paciente se trata de un concepto multidimensional y que cuyo grado o nivel alcanzado dependerá principal y únicamente de los profesionales sanitarios, siendo el primordial objetivo mantener cubiertas en todo momento aquellas 14 necesidades básicas del modelo de Virginia Henderson para que la satisfacción del paciente sea plena[50, 51].

7 DIAGNÓSTICOS

Los planes de cuidados enfermeros se basan en el modelo de Virginia Henderson. Dicho modelo incluye como parte de la actuación de la enfermería el papel de colaboración con otros profesionales, con el fin de llevar a cabo un cuidado integral del paciente. "Definen el concepto de persona como un todo compuesto por aspectos biológicos, psicológicos, socioculturales y espirituales que interactúan entre sí, a la vez que nos permite emplear las diferentes taxonomías NANDA, NIC y NOC tanto para formular los problemas identificados, aplicar el tratamiento enfermero en beneficio de la persona basado en el conocimiento y juicio clínico así como para medir y evaluar a lo largo del tiempo aquellos resultados conseguidos"[53], contribuyendo de este modo a asemejar el lenguaje y la disciplina de aquellos cuidados reduciendo la variabilidad en la práctica asistencial, determinando el nivel apropiado de los resultados esperados con el objetivo de establecer líneas de actuación para la continuidad de los cuidados[53]. El uso de esta herramienta, cada vez más utilizada por los profesionales sanitarios, permite facilitar la resolución o el alivio de los principales problemas o necesidades básicas tanto del paciente en situación de dependencia como de su familia o cuidador principal[53]. Por último, cabe destacar la importante función en el establecimiento de intervenciones de promoción, prevención, curación y rehabilitación de una forma integrada e interdisciplinar[53].

A continuación, destacaremos aquellos diagnósticos enfermeros más relevantes con respecto a la necesidad número 6 del modelo de Virginia Henderson, elegir la ropa adecuada: vestirse y desvestirse, alterada en pacientes dependientes[54, 55, 56].

Diagnóstico NANDA:

- 00109. Déficit de autocuidado: Vestido.

Resultados NOC e indicadores:
- 0302. Autocuidados: Vestir.
  - 04. Se pone la ropa en la parte superior del cuerpo.
  - 05. Se pone la ropa en la parte inferior del cuerpo.
  - 06. Se abrocha la ropa.
  - 10. Se pone los zapatos.
  - 11. Se quita la ropa de la parte superior del cuerpo.
  - 12. Se quita la ripa de la parte inferior del cuerpo.
  - 16. Coge la ropa del armario.

Intervenciones NIC:
- 1802. Ayuda con los autocuidados: Vestir / arreglo personal.
  - 01. Ayuda con los cordones, botones y cremalleras, si es necesario.
  - 03. Disponer las prendas del paciente en una zona accesible (al pie de la cama).
  - 07. Facilitar que el paciente se afeite el mismo, si procede.
  - 09. Mantener la intimidad mientras el paciente se viste.
  - 14. Proporcionar las prendas personales, si resulta oportuno.
  - 15. Reafirmar los esfuerzos por vestirse a sí mismo.

Diagnóstico NANDA:
- 0047. Riesgo de deterioro de la integridad cutánea.

Resultados NOC e indicadores:
- 1101. Integridad tisular: Piel y membranas mucosas.
  - 13. Piel intacta.

Intervenciones NIC:
- 3540. Prevención de ulceras por presión.
- 3590. Vigilancia de la piel.

Diagnóstico NANDA:
- 00155. Riesgo de caídas.

Resultados NOC e indicadores:
- 1912. Caídas.
  - 02. Caídas caminando.

Intervenciones NIC:
- 6490. Prevención de caídas.
    - 32. Educar a los miembros de la familia sobre los factores de riesgo que contribuyen a las caídas y el como disminuir dichos riesgos.
    - 37. Identificar déficits cognoscitivos o físicos del paciente que puedan aumentar la posibilidad de caídas en un ambiente dado.

Diagnóstico NANDA:
- 00161. Disposición para mejorar los conocimientos.

Resultados NOC e indicadores:
- 1823. Conocimiento: Fomento de la salud.
    - 08. Descripción de conductas que fomentan la salud.

Intervenciones NIC:
- 5520. Facilitar el aprendizaje.
    - 01. Adaptar la información para que se cumpla con el estilo de vida/rutina del paciente.
    - 03. Ajustar la instrucción al nivel de sus conocimientos y la comprensión del paciente.
    - 05. Asegurarse que el material de enseñanza esta actualizado.
    - 33. Repetir la información importante.

Diagnóstico NANDA:
- 00146. Ansiedad.

Resultados NOC e indicadores:
- 1211. Nivel de ansiedad.
    - 17. Ansiedad verbalizada.
    - 19. Aumento de la presión sanguínea.
- 1402. Autocontrol de la ansiedad.
    - 15. Refiere ausencia de manifestaciones físicas de ansiedad.
    - 17. Controla la respuesta de ansiedad.

Intervenciones NIC:
- 4920. Escucha activa.
    - 01. Aclarar el mensaje mediante el uso de preguntas y retroalimentación.
    - 02. Calcular una respuesta, de forma que refleje la

comprensión del mensaje recibido.
- 03. Centrarse completamente en la interacción eliminando prejuicios, presunciones, preocupaciones personales y otras distracciones.
- 05. Escuchar por si hay mensajes y sentimientos no expresados, así como contenido de la conversación.
- 06. Establecer el propósito de la interacción.
- 11. Favorecer la expresión de sentimientos.
- 12. Identificar los temas predominantes.
- 13. Mostrar conciencia y sensibilidad a las emociones.
- 14. Mostrar interés en el paciente.
- 15. Recurrir a una serie de interacciones para descubrir el significado del comportamiento.
- 16. Verificar la comprensión del mensaje.

- 5270. Apoyo emocional.
    - 01. Apoyar el uso de mecanismos de defensa adecuados.
    - 02. Ayudar al paciente a que exprese los sentimientos de ansiedad, ira o tristeza.
    - 03. Ayudar al paciente a reconocer sentimientos tales como la ansiedad, ira o tristeza.
    - 04. Comentar la experiencia emocional con el paciente.
    - 05. Comentar las consecuencias de profundizar en el sentimiento de culpa o vergüenza.
    - 06. Escuchar las expresiones de sentimientos y creencias.
    - 09. Identificar la función de la ira, la frustración y rabia que pueda ser de utilidad para el paciente.
    - 12. Proporcionar apoyo durante la negación, ira, negociación y aceptación de las fases del sentimiento de pena.
    - 13. Proporcionar ayuda en la toma de decisiones.

- 5820. Disminución de la ansiedad.
    - 01. Administrar masajes en la espalda / cuello, si procede.
    - 05. Animar la manifestación de sentimientos, percepciones y miedos.
    - 06. Apoyar el uso de mecanismos de defensa adecuados.
    - 07. Ayudar al paciente a identificar las situaciones que precipitan la ansiedad.
    - 10. Crear un ambiente que facilite la confianza.
    - 11. Determinar la capacidad de toma de decisiones del paciente.
    - 12. Escuchar con atención.
    - 17. Identificar los cambios en el nivel de la ansiedad.

- 18. Instruir al paciente sobre el uso de técnicas de relajación.
- 20. Permanecer con el paciente para promover la seguridad y reducir el miedo.
- 5880. Técnica de relajación.
    - 01. Mantener contacto visual con el paciente.
    - 06. Facilitar la expresión de ira por parte del paciente de una manera constructiva.
    - 08. Favorecer una respiración lenta y profunda, de una forma intencionada.
    - 21. Sentarse y hablar con el paciente.
- 6040. Terapia de relajación simple.
    - 02. Anticiparse a la necesidad del uso de la relajación.
    - 04. Crear un ambiente tranquilo, sin interrupciones, con unas luces suaves y una temperatura agradable, cuando sea posible.
    - 08. Evaluar regularmente aquel informe de relajación conseguida del individuo, y comprobar periódicamente la tensión muscular, frecuencia cardiaca, presión sanguínea y temperatura de la piel, si procede.
    - 11. Fomentar el control cuando se realice la técnica de relajación.
    - 12. Fomentar la repetición o práctica frecuente de aquellas técnicas seleccionadas.
    - 20. Reafirmar regularmente el uso de la relajación, alabar los esfuerzos y reconocer los resultados positivos conseguidos.
    - 22. Utilizar un tono de voz bajo, diciendo las palabras lenta y rítmicamente.

Diagnóstico NANDA:
- 00078. Manejo inefectivo del régimen terapéutico.

Resultados NOC e indicadores:
- 1300. Aceptación del estado de salud.
    - 02. Renuncia al concepto previo de salud.
    - 07. Expresa sentimientos sobre el estado de salud.
    - 08. Reconocimiento de la realidad de la situación de salud.
    - 09. Búsqueda de información.
    - 12. Clarificación de valores percibidos.
    - 14. Realización de tareas de cuidados personales.
- 1601. Conducta de cumplimiento.
    - 01. Confianza en aquel profesional sanitario sobre la

información obtenida.

- 1609. Conducta terapéutica: Enfermedad o lesión.
    - 02. Cumple el régimen terapéutico recomendado.
    - 07. Realiza los cuidados personales compatibles con la habilidad.
    - 12. Utiliza dispositivos correctamente.

- 1606. Participación: decisiones sobre la asistencia sanitaria.
    - 02. Manifiesta autocontrol en la toma de decisiones.
    - 06. Identifica prioridades de los resultados sanitarios.
    - 10. Identifica apoyo disponible para conseguir los resultados esperados.

Intervenciones NIC:
- 5240. Asesoramiento.
- 5602. Enseñanza: Proceso de enfermedad.
- 5250. Apoyo en la toma de decisiones.
- 5440. Aumentar los sistemas de apoyo.

Diagnóstico NANDA:

- 00120. Baja autoestima situacional.

Resultados NOC e indicadores:

- 1205. Autoestima.
    - 01. Verbalización de la autoaceptación.
    - 02. Aceptación de las propias limitaciones.
    - 07. Comunicación abierta.
    - 08. Cumplimiento de roles significativos personales.
- 1200. Imagen corporal.
    - 06. Satisfacción con el aspecto corporal.
    - 07. Adaptación a cambios en el aspecto físico.
- 1305. Adaptación psicosocial: Cambio de vida.
    - 01. Establecimiento de unos objetivos realistas.
    - 02. Expresión de utilidad.

Libro 6 NECESIDAD DE ARREGLO PERSONAL

Intervenciones NIC:

- 5400. Potenciación de la autoestima.
- 5220. Potenciación de la imagen corporal.
- 5230. Aumentar el afrontamiento.
- 5370. Potenciación de roles.

8 RESUMEN

Las 14 necesidades de Virginia Henderson se han utilizado desde un principio para la gestión de los cuidados dirigidos hacia el individuo, ya sea sano o enfermo. El objetivo es que dichas necesidades estén cubiertas en su totalidad y que el propio individuo sea el protagonista de este hecho mediante su fuerza, conocimiento y voluntad. De esta manera la persona o el paciente lograrán su independencia o autonomía y podrá disfrutar de un estado de salud óptimo y bienestar biopsicosocial. Para que estos hechos se cumplan a la hora de proporcionar cualquier tipo de asistencia se debe conocer qué elementos son, desde la perspectiva del paciente, los que más contribuyen a que la asistencia sanitaria sea satisfactoria. Hoy día la calidad asistencial no se centra sólo en las técnicas realizadas al paciente, si no que va más allá. Es aquí donde se observa a su vez un cambio en el concepto de "satisfacción del paciente".

Dentro de las 14 necesidades nos hemos basado en la necesidad número 6 denominada: Arreglo personal. Esta necesidad como las 13 restantes es esencial que esté cubierta en su totalidad para que la persona goce de un mayor grado de salud, comodidad y cuidados de calidad. Cabe destacar un hecho importante de esta necesidad como es el cuidado de la piel, donde el objetivo de la asistencia o cuidados es el mantener intacta la integridad tisular en todo tipo de edades, desde los niños hasta personas de edad avanzada, además de conocer los diferentes factores de riesgo de ambos.

La necesidad de arreglo personal es considerada común y esencial para cualquier individuo aunque cada uno de ellos lo manifieste de forma diferente. Esto dependerá de los factores que intercedan en dicha necesidad y el significado que cada individuo le quiera dar, dependiendo siempre de las circunstancias, experiencias, cultura, creencias...

Al encontrarnos ante una población mayoritariamente envejecida, será un número mucho mayor de personas las que se encuentren en estado de dependencia y necesiten de una persona que realice aquel trabajo de cuidador/a. Dentro del sistema asistencial cumplirán está labor los enfermeros/as encargados de promocionar salud al enfermo, aumentar las capacidades de éste y su independencia y realizar unos cuidados de calidad. Esto tendrá como meta el bienestar psicológico de la persona ya que el vestirse y desvestirse es una actividad muy significativa para el ser humano, además de requerir diferentes habilidades para su realización por lo que las personas de edad avanzada tendrán un nivel de dificultad más alto a la hora de llevarlo a cabo. A esta limitación es a la que llamamos manifestaciones de dependencia para las que se crearán programas de educación para la salud y talleres de formación para los cuidadores/as, figura esencial en el cuidado de personas dependientes. El cuidador más habitual en la mayoría de los casos suele ser un miembro de la familia, siendo el principal proveedor de cuidados de salud. Éste será el encargado de garantizar una salud óptima al enfermo y cuidados de calidad que cubran las necesidades del paciente. Para que estos cuidados se realicen de forma correcta y adecuada el profesional sanitario será el encargado de proporcionar dicha información, no solo en lo que respecta a conocimientos y habilidades, sino también en actitudes y valores. Por otro lado, en la necesidad de arreglo personal tendrá especial significado el nivel de satisfacción del paciente y su cuidador principal al ser la acción de vestirse y desvestirse algo muy personal, además de requerir capacidades y habilidades físicas para su realización. En este apartado cabe destacar la intimidad del paciente, punto clave y de gran importancia para el paciente y familia. La intimidad del paciente es el derecho más importante que éste puede tener y que el profesional de enfermería debe cumplir en todo momento. El enfermero/a o cuidador será la persona que mayor contacto tenga con el paciente, por lo que será también el responsable de que esta necesidad este cubierta. El objetivo es que el paciente y cuidador se sientan satisfechos durante su estancia, en la percepción de los cuidados y recuperación de la salud, intentando que la adaptación a las nuevas circunstancias sea lo más favorable posible.

Para poder valorar la situación en la que se encuentra el paciente ante una necesidad concreta, en este caso la necesidad de arreglo personal, se cuenta con aquellos planes de cuidados enfermeros basados en Virginia Henderson, que facilita un diagnóstico para posteriormente marcar unos objetivos e intervenciones en el problema que se detecte. Aquí se incluirán la actuación de los profesionales de enfermería mediante sus conocimientos y juicio clínico, y la colaboración con otros profesionales para conseguir un cuidado integral del paciente. Mediante este modelo se reducirá aquella variabilidad de los cuidados en el proceso asistencial, estableciendo así líneas de actuación para la continuidad de los cuidados.

El arreglo personal es una de las 14 necesidades mencionadas la cual será esencial para que los cuidados, expectativas y proceso asistencial del paciente estén cubiertos. Además, esta necesidad es una de las más personales para el individuo ya que afecta en la forma de verse a sí mismo, en la comodidad y satisfacción de este. Todo proceso asistencial cursará de forma variable a lo largo del tiempo respecto a las 14 necesidades de Virginia Henderson. Estas necesidades forman un todo y se llevarán a cabo de forma individualizada, haciendo que el paciente tenga un estado de bienestar y salud óptima, fomentando así su independencia.

9 BIBLIOGRAFÍA

1. Pino, P. Aplicación de la teoría de Henderson y su aproximación al cuidado avanzado en enfermería en un servicio de pediatría. Medwave [Internet]. 2012 [citado 12 febrero 2018]; 12(10). Disponible en: http://www.medwave.cl/link.cgi/Medwave/Revisiones/Analisis/5548?tab=comentarios
2. Rodríguez, R. G. Actualización del modelo de cuidados de enfermería de Virginia Henderson y su aplicación al estudio de las necesidades básicas de la población del campo de Gibraltar. Doctoral dissertation [Internet]. Universidad de Cádiz; 2015 [citado 21 febrero 2018]. Disponible en: file:///C:/Users/laorv/Desktop/LIBRO/Tesis%20Completa.pdf
3. De enfermería, C. U. I. D. A. D. O. S. Principios básicos [Internet]. 1971 [citado 19 abril 2017]. Disponible en: http://hist.library.paho.org/English/SPUB/41741.pdf
4. Jiménez-Castro, A. B., Salinas-Durán, M. T., & Sánchez-Estrada, T. Algunas reflexiones sobre la filosofía de Virginia Henderson. RevEnferm IMSS [Internet]. 2004 [citado 11 febrero 2018]; 12(2): 61-63. Disponible en: http://www.medigraphic.com/pdfs/enfermeriaimss/eim-2004/eim042a.pdf
5. García, F. G., Barrio, F. G., Medina, J. F. D., & Arroyo, R. G. Señas de identidad del "nativo digital". Una aproximación teórica para conocer las claves de su unicidad. Cuadernos de documentación multimedia [Internet]. 2011 [citado 22 febrero 2018]; 22: 110-127. Disponible en: http://revistas.ucm.es/index.php/CDMU/article/view/38339

6. Medeiros, A. C. T. D., Nóbrega, M. M. L. D., Rodrigues, R. A. P., &Fernandes, M. D. G. M. Nursing diagnoses for the elderly using the International Classification for Nursing Practice and the activities of living model. Revista latino-americana de enfermagem [Internet]. 2013 [citado 17 febrero 2018]; 21(2): 523-530. Disponible en: http://www.scielo.br/scielo.php?pid=S010411692013000200523&script=sci_arttext&tlng=es
7. Osorio Castillo, J. J. Conocimiento de las enfermeras de la teoría de Virginia Henderson para el cuidado del anciano en el servicio de Medicina Interna del Hospital Dr. Luis F. Nachón, Xalapa, Ver. Periodo agosto-diciembre 2003 [Internet]. 2006 [citado 9 febrero 2018]. Disponible en: https://core.ac.uk/download/pdf/33657263.pdf
8. Barroso Romero, Z., & Torres Esperón, J. M. Fuentes teóricas de la enfermería profesional: Su influencia en la atención al hombre como ser biosicosocial. Revista Cubana de Salud Pública [Internet]. 2001 [citado 21 febrero 2018]; 27(1): 11-18. Disponible en: http://scielo.sld.cu/scielo.php?script=sci_arttext&pid=S08643466 2001000100002
9. Serna, J., Vitales, M., López, M., & Molina, A. 4. Dermatología [Internet]. [Citado 4 febrero 2018]. Disponible en: http://www.sefh.es/bibliotecavirtual/fhtomo2/CAP04.pdf
10. Tirado-Cedano, J., & Martínez-Raygada, S. Cuidados de la piel del anciano. Dermatología Peruana [Internet]. 2008 [citado 11 febrero 2018]; 18(2): 106-110. Disponible en: http://200.62.146.19/BVRevistas/dermatologia/v18_n2/pdf/a05 v18n2.pdf
11. Santiago, G. L. A., Gómez, G. P., & Mejía, B. C. Cuidados a la piel del niño y factores de riesgo para desarrollar úlceras por presión. Enfermería Universitaria [Internet]. 2010 [citado 23 febrero 2018]; 7(3): 7-15. Disponible en: http://www.medigraphic.com/pdfs/enfuni/eu-2010/eu103b.pdf
12. Carrasco Herrero, J. M., Dumont Lupiañez, E., Gálvez Ramírez, F., Gutiérrez García, M., & Montesinos Sánchez, P. Un antes y un después: del riesgo o deterioro de la integridad cutánea a la integridad tisular. GEROKOMOS [Internet]. 2008 [citado 21 febrero 2018]; 19(3): 1-8. Disponible en: http://www.bamageve.es/docs/Estudio%20Mepentol%20Leche%20Gerokomos%202008.pdf
13. Medina Artiles, E., Rodríguez Rodríguez, M., & Acosta Suárez, G. El estándar de cuidados del alto riesgo de síndrome de desuso. Revista Cubana de Enfermería [Internet]. 1997 [citado 27 enero

2018]; 13(1): 54-59. Disponible en: http://scielo.sld.cu/scielo.php?script=sci_arttext&pid=S0864-03191997000100008

14. Martínez Cuervo, F., Soldevilla Agreda, J. J., Verdú Soriano, J., Segovia Gómez, T., García Fernández, F. P., &Pancorbo Hidalgo, P. L. Cuidados de la piel y prevención de úlceras por presión en el paciente encamado. RevEnferm [Internet]. 2007 [citado 18 febrero 2918]; 801-808. Disponible en: http://pesquisa.bvsalud.org/oncologiauy/resource/en/ibc-80454

15. Sebastián, J., Manos, D., Bueno, M., & Mateos, N. Imagen corporal y autoestima en mujeres con cáncer de mama participantes en un programa de intervención psicosocial. Clínica y salud [Internet]. 2007 [citado 20 febrero 2018]; 18(2): 137-161.Disponible en: http://scielo.isciii.es/pdf/clinsa/v18n2/v18n2a02.pdf

16. Juárez García, D. M, Landero Hernández, R. Imagen corporal, funcionamiento sexual, autoestima y optimismo en mujeres con cáncer de mama. Centro de Investigación y Desarrollo en Ciencias de la Salud de la UANL [Internet]. Facultad de Psicología de la UANL. [Citado 22 enero 2018]. Disponible en:http://www.scielo.org.mx/scielo.php?script=sci_arttext&pid=S2007-07052012000100002

17. Gutierrez Schiavon, C. Nutriendo almas: Taller de autoestima e imagen corporal en mujeres con cáncer de mama a través del enfoque centrado en la persona [Internet]. Universidad Iberoamericana; 2015 [citado 22 enero 2018]. Disponible en: http://www.bib.uia.mx/tesis/pdf/016081/016081.pdf

18. Lluch Hernández, A. Almonacid Guinot, V. Garcés Honrubia, V. Cáncer e Imagen: El duelo corporal. Hospital Clínico Universitario. Valencia. [Citado 20 febrero 2018]. Disponible en: http://www.seom.org/seomcms/images/stories/recursos/sociosyprofs/documentacion/manuales/duelo/duelo15.pdf

19. Alba M. Un tatuaje que devuelve la feminidad. El país, Octubre 2016. [Citado 25 enero 2018]. Disponible en: http://politica.elpais.com/politica/2016/09/30/actualidad/1475252622_887187.html

20. Mira, J. J., Galdón, M., García, E. I., Velasco, M. V., Lorenzo, S., Vitaller, J.,...& Moreno, J. ¿Qué hace que los pacientes estén satisfechos? Análisis de la opinión de pacientes y profesionales mediante la técnica Delphi. Revista Calidad Asistencia [Internet]. 1999 [citado 24 febrero 2018]; 14: 165-178. Disponible en: http://www.calidadasistencial.es/images/gestion/biblioteca/49.pdf

21. Rojas Ocaña, M. J. La intervención enfermera como instrumento

de formación en cuidados y autocuidados de personas mayores en el espacio domiciliario [Internet]. Universidad de Huelva; 2012 [citado 18 febrero 2018]. Disponible en: http://rabida.uhu.es/dspace/handle/10272/6047
22. Castillo, J. J. O. Licenciado en Enfermería [Internet]. 2006 [citado 20 febrero 2018]. Disponible en: https://core.ac.uk/download/pdf/33657263.pdf
23. López-Olmo, M. Á. Síndrome de inmovilidad. Guía de ayuda enfermera para el cuidado del paciente geriátrico [Internet]. 2014 [citado 20 febrero 2017]. Disponible en: http://tauja.ujaen.es/bitstream/10953.1/1348/1/TFG_L%C3%B3pezOlmo%2cMariaAngeles.pdf
24. Hernández Martín, C. El modelo de Virginia Henderson en la práctica enfermera [Internet]. 2016 [citado 17 febrero 2018]. Disponible en: http://uvadoc.uva.es/bitstream/10324/17711/1/TFG-H439.pdf
25. Fortuny, C. F., Almirall, J. E., Salud, J. P., Solanes, I. S., & Gómez, Y. J. Concordancia entre índices de dependencia en las actividades de la vida diaria. Experiencia de aplicación en población geriátrica de ámbito rural. Enfermería Clínica [Internet]. 2002 [citado 2 febrero 2018;] 12(2): 47-53. Disponible en: http://www.sciencedirect.com/science/article/pii/S1130862102758452
26. Cantero-Muñoz, L. Impacto de la ansiedad en el paciente con ictus cerebral. Cuidados de enfermería a propósito de un caso [Internet]. 2015 [citado 22 enero 2018]. Disponible en: http://academica-e.unavarra.es/bitstream/handle/2454/11228/AlejandraRotaZaratigui.pdf?sequence=1&isAllowed=y
27. Goikoetxea, M. J. Aproximación antropológica y ética a la dependencia. Lan Harremanak. Revista de Relaciones Laborales [Internet]. 2011 [citado 4 febrero 2018]; (15). Disponible en: http://www.ehu.eus/ojs/index.php/Lan_Harremanak/article/view/3120/2746
28. Sala, J. L. C. Los cuidados a personas con dependencia. Universitat de Barcelona. Institut de Formació Continua [Internet]. 2009 [citado 29 enero 2018]. Disponible en: https://scholar.google.es/scholar?hl=es&q=5.%09Sala%2C+J.+L.+C.+%28Ed.%29.+%282009%29.+Los+cuidados+a+personas+con+dependencia.+Universitat+de+Barcelona.+Institut+de+Formaci%C3%B3+Continua.&btnG=&lr=
29. Solís, C. L. B., Arrioja, S. G., & Manzano, A. O. Índice de Barthel (IB): Un instrumento esencial para la evaluación funcional y la rehabilitación. Plasticidad y restauración neurológica

[Internet]. 2005 [citado 23 febrero 2018]; 4(1-2): 5-81. Disponible en: http://www.medigraphic.com/pdfs/plasticidad/prn-2005/prn051_2l.pdf
30. Granada, U. S. R. Implantación de un programa de apoyo al cuidador del anciano dependiente hospitalizado. Nure Investigación [Internet]. 2005 [citado 17 febrero 2018]: (17): 2. Disponible en: http://web2014.fuden.es/FICHEROS_ADMINISTRADOR/PROTOCOLO/protocolo%2017.pdf
31. Cid-Ruzafa, J., & Damián-Moreno, J. Valoración de la discapacidad física: el índice de Barthel. Revista española de salud pública [Internet]. 1997 [citado 25 enero 2018]; 71(2): 127-137. Disponible en: http://scielo.isciii.es/pdf/resp/v71n2/barthel.pdf
32. Ferrín, M. T., González, L. F., &Meijide-Míguez, H. Escalas de valoración funcional en el anciano. Galicia Clínica [Internet]. 2011 [citado 18 febrero 2018]; 72(1): 11-16. Disponible en: http://www.galiciaclinica.info/PDF/11/225.pdf
33. Valoración de las actividades de la vida diaria – Índice de Katz. Junta de Andalucía. Consejería de Salud.
34. Procesos asistenciales integrados. Junta de Andalucía. Disponible en:http://www.juntadeandalucia.es/salud/export/sites/csalud/galerias/documentos/p_3_p_3_procesos_asistenciales_integrados/pacientes_pluripatologicos/08_anexos_pluri.pdf
35. Gallardo, N. G., Ruiz, C. Z., & Baena, A. A. "Profesionalización" de los cuidados del paciente dependiente en el entorno domiciliario. Investigación en salud y envejecimiento [Internet]. [citado 19 febrero 2018]. (1): 202-206. Disponible en: http://www.infogerontologia.com/documents/gerontologia/salud_envejecimiento_vol_1.pdf#page=202
36. Turrillas Bueno, I. Plan de educación para la salud al familiar o cuidador informal sobre el manejo del paciente con demencia en situaciones difíciles [Internet]. 2015 [citado 14 febrero 2018] Disponible en: http://academica-e.unavarra.es/bitstream/handle/2454/18549/Izaskun%20Turrillas%20Bueno.pdf?sequence=1&isAllowed=y
37. Martínez, A. P. El derecho de ciudadanía del enfermo mental, un desafío al Sistema para la Autonomía y la Atención a la Dependencia. Cuadernos de Trabajo Social [Internet]. 2010 [citado 24 enero 2018]; (23): 361-379. Disponible en:http://revistas.ucm.es/index.php/CUTS/article/view/CUTS1010110361A/7491
38. Asejo, J. V. Ética profesional de la enfermería. Desclée de Brouwer [Internet]. 2002 [citado 27 enero 2018]. Disponible en:

https://www.edesclee.com/img/cms/pdfs/9788433016683.pdf
39. González, M. D. J. G. El Proceso de la enfermería y el modelo de Virginia Henderson [Internet]. Editorial Progreso; 2004 [citado 7 febrero 2018]. Disponible en: https://books.google.es/books?hl=es&lr=&id=rH2WwSgmrAEC&oi=fnd&pg=PA2&dq=elecci%C3%B3n+de+la+ropa+adecuada+virginia+henderson&ots=g1-UtCwT6i&sig=p9k3w4djEyFTJ3_w_h8tq58Bqh4#v=onepage&q&f=false
40. Ollero Baturone, M., Álvarez Tello, M., Barón Franco, B., Bernabéu Wittel, M., Codina Lanaspa, A., Fernández Moyano, A.,... & Romero Carmona, S. Atención al paciente pluripatológico: proceso asistencial integrado [Internet]. 2002 [citado 8 febrero 2018]. Disponible en: https://www.repositoriosalud.es/bitstream/10668/576/5/PAI_AtencionPacPluripatologico_2ed_2007.pdf
41. Rodríguez, V. M. G. Demencia y dependencia. Recursos sociosanitarios, aspectos éticos y legales. 2ª EDICIÓN, 143. Disponible en: http://www.riicotec.org/InterPresent1/groups/imserso/documents/binario/guabuenapractica.pdf#page=144
42. Cuestionario – Zarit. Junta de Andalucía. Consejería de Salud.
43. Ramírez, V. J. A., del Río, B. R., Russell, M. E. R., & López, C. G. F. Validez de la entrevista de carga de Zarit en una muestra de cuidadores primarios informales. Psicología y salud. [Internet]. 2013 [citado 26 febrero 2018]; 18(2): 237-245. Disponible en: http://revistas.uv.mx/index.php/psicysalud/article/view/665/1168
44. Mira, J. J., Lorenzo, S., Vitaller, J., &Guilabert, M. Derechos de los pacientes. Algo más que una cuestión de actitud. Gaceta sanitaria [Internet]. 2010 [citado 24 enero 2018]; 24(3): 247-250. Disponible en: http://ac.els-cdn.com/S0213911110000695/1-s2.0-S0213911110000695-main.pdf?_tid=b45139d0-28ca-11e7-b82e-00000aab0f01&acdnat=1493023853_657921ad359fd107def025d17bfc23d7
45. Espuela, F. L., Monforte, M. E. M., Maestre, M. L. P., Ramos, M. R., Serradilla, B. B., & Gutiérrez, J. G. La intimidad de los pacientes percibida por los profesionales de enfermería [Internet]. 2010 [citado 19 febrero 2018]; (46). Disponible en: https://www.researchgate.net/profile/Fidel_Espuela/publication/45451990_Nursing_professional_facing_patient_privacy/links/545d44320cf295b5615e6a88/Nursing-professional-facing-patient-privacy.pdf

46. Soldevilla-Cantueso, M. A., Solano-Corrales, D., & Luna-Medina, E. La intimidad desde una perspectiva global: pacientes y profesionales. Revista de Calidad Asistencial [Internet]. 2008 [citado 21 febrero 2018]; 23(2): 52-56. Disponible en: http://www.sciencedirect.com/science/article/pii/S1134282X08704706
47. Orellana-Peña, C. Intimidad del paciente, pudor y educación médica. Persona y Bioética [Internet]. 2008 [citado 28 enero 2018]; 12(1): 8-15. Disponible en: http://www.scielo.org.co/scielo.php?pid=S0123-31222008000100002&script=sci_arttext&tlng=en
48. Soldevilla-Cantueso, M. A., Solano-Corrales, D., & Luna-Medina, E. La intimidad desde una perspectiva global: pacientes y profesionales. Revista de Calidad Asistencial [Internet]. 2008 [citado 27 enero 2018]; 23(2): 52-56. Disponible en: http://ac.els-cdn.com/S0213911110000695/1-s2.0-S0213911110000695-main.pdf?_tid=25e1d292-25d5-11e7-94fb-00000aacb362&acdnat=1492698485_9ebddf78157b2fdfaf76a9e6f2450d42
49. Guix Oliver, J., Fernández Ballart, J., & Sala Barbany, J. Pacientes, médicos y enfermeros: tres puntos de vista distintos sobre una misma realidad. Actitudes y percepciones ante los derechos de los pacientes. Gaceta sanitaria [Internet]. 2006 [citado 11 febrero 2018]; 20(6): 465-472. Disponible en: http://scielo.isciii.es/pdf/gs/v20n6/original7.pdf
50. Mira, J. J., &Aranaz, J. La satisfacción del paciente como una medida del resultado de la atención sanitaria. MedClin (Barc) [Internet]. 2000 [citado 10 febrero 2018]; 114(3): 26-33. Disponible en: http://calite-revista.umh.es/indep/web/satisf_paciente.pdf
51. González Rodríguez, R. Actualización del Modelo de Cuidados de Enfermería de Virginia Henderson y su Aplicación al Estudio de las Necesidades Básicas de la Población del Campo de Gibraltar [Internet]. 2015 [citado 21 enero 2018]. Disponible en: http://rodin.uca.es/xmlui/handle/10498/18056
52. López, R. V., Llasat, R. F., Martí, A. M. S., &Nolla, S. A. Mejorar la satisfacción del paciente durante su ingreso hospitalario. Enfuro[Internet]. 2006 [citado 15 febrero 2018]; 99: 24-33. Disponible en: https://scholar.google.es/scholar?hl=es&q=Mejorar+la+satisfacci%C3%B3n+del+paciente+durante+su+ingreso+hospitalario&btnG=&lr=
53. Domínguez, F. T., & Domínguez, M. R. Abordaje asistencial en el paciente en fase avanzada de enfermedad y familia. Enfermería

global [Internet]. 2009 [citado 2 febrero 2018]; 8(1). Disponible en: http://revistas.um.es/eglobal/article/view/49551/47401
54. Diagnósticos Enfermeros: Definiciones y Clasificación 2009-2011. NANDA Internacional. Madrid: Elsevier España, 2010.
55. McCloskey Dochterman JC, Bulechek GM. Clasificación de Intervenciones de Enfermería. (NIC) 4ª ed. Madrid: Elsevier España, 2004.
56. Johnson M, Maas M, Moorhead S, Anderson M, Aquilino M, Belliner S. Clasificación de Resultados de Enfermería (NOC) 3ª ed. Madrid: Elsevier España, 2004.

10 ANEXOS

ANEXO 1. FIGURA 1.
Figura 1. Pirámide de Maslow.

La pirámide de Maslow es una teoría muy conocida y aceptada cuya utilidad es facilitar la valoración, agrupación de datos y la identificación de diagnósticos que se refieren a las necesidades del paciente.
Para la enfermería es una herramienta muy útil ya que hace tener una visión más global de las necesidades de la persona, facilitando la identificación de las mismas diferenciando los diferentes niveles con el objetivo de dar una atención y cuidados de calidad.

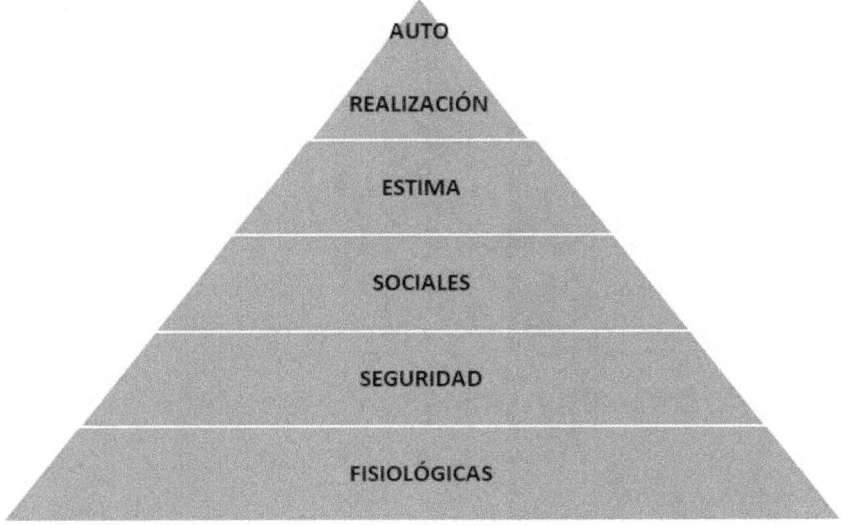

Fuente: García, F. G., Barrio, F. G., Medina, J. F. D., & Arroyo, R. G. Señas de identidad del "nativo digital". Una aproximación teórica para conocer las claves de su unicidad. Cuadernos de documentación multimedia [Internet]. 2011

EDITOR: *Diego Molina Ruiz*

ANEXO 2. FIGURA 2.
Figura 2. Clasificación de la pirámide de Maslow.

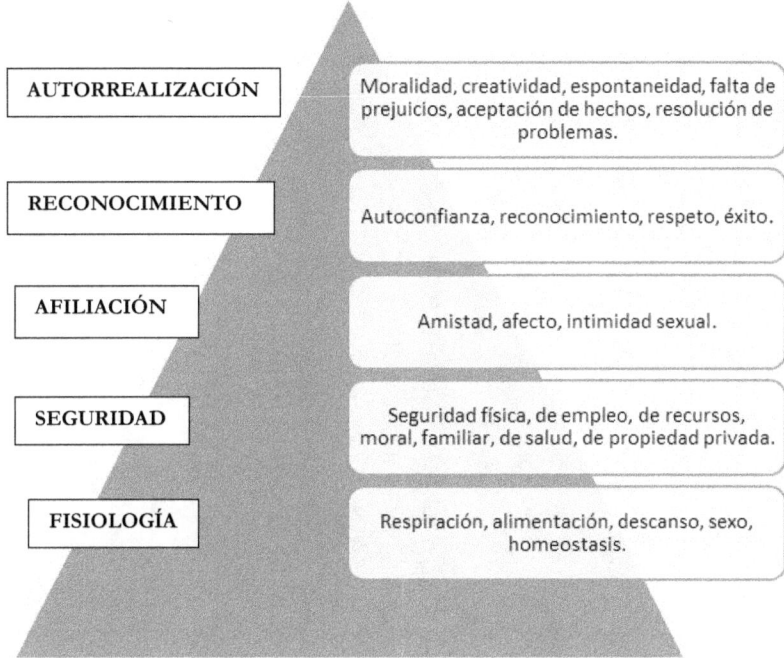

Fuente: García, F. G., Barrio, F. G., Medina, J. F. D., & Arroyo, R. G. Señas de identidad del "nativo digital". Una aproximación teórica para conocer las claves de su unicidad. Cuadernos de documentación multimedia [Internet]. 2011

EDITOR: *Diego Molina Ruiz*

ANEXO 3. TABLA 1.
Tabla 1. Cuidados de la piel en las úlceras por presión.

ÚLCERA	Área localizada de destrucción de tejido que se desarrolla cuando el tejido suave (músculo, grasa, tejido fibroso, vasos sanguíneos, u otro tejido de soporte del cuerpo) está comprimido entre una prominencia del hueso y una superficie externa, por un periodo prolongado de tiempo.
ESTADIO I	Debido a la presión que se ejerce se produce una alteración observable que se manifiesta por un eritema cutáneo que no palidece al ser presionado.
ESTADIO II	El grosor de la piel va disminuyendo afectando a las epidermis, dermis o a ambas capas. La úlcera se mantiene de forma superficial con aspecto abrasivo o de ampolla.
ESTADIO III	Pérdida total del grosor de la piel que implica lesión o necrosis del tejido subcutáneo, que puede extenderse hacia abajo pero no por la fascia subyacente.
ESTADIO IV	Pérdida total del grosor de la piel que provoca la destrucción completa y extensa, necrosis del tejido o lesión muscular, hueso o estructura de sostén.

Fuente: Martínez Cuervo, F., Soldevilla Agreda, J. J., Verdú Soriano, J., Segovia

EDITOR: *Diego Molina Ruiz*

Gómez, T., García Fernández, F. P., &Pancorbo Hidalgo, P. L. Cuidados de la piel y prevención de úlceraspor presión en el paciente encamado. RevEnferm [Internet]. 2007 [citado 18 febrero 2918]; 801-808.

ANEXO 4. TABLA 2.
Tabla 2. Escala de Norton.

Escala para valorar el riesgo de deterioro de la integridad cutánea y de la presencia de factores de riesgo para el desarrollo de úlceras por presión (UPP). Esta escala considera cinco parámetros:

- Estado general
- Estado mental
- Actividad
- Movilidad
- Incontinencia

ESCALA DE NORTON:

Estado General	Estado Mental	Actividad	Movilidad	Incontinencia
4. Bueno	4. Alerta	4. Caminando	4. Total	4. Ninguna
3. Débil	3. Apático	3. Con ayuda	3. Disminuida	3. Ocasional
2. Malo	2. Confuso	2. Sentado	2. Muy limitada	2. Urinaria
1. Muy malo	1. Estuporoso	1. En cama	1. Inmóvil	1. Doble Incontinencia

Puntuación de 5 a 9: Riesgo muy alto.

Puntuación de 10 a 12: Riesgo alto.

Puntuación de 13 a 14: Riesgo medio.

Puntuación mayor de 14: Riesgo mínimo/no riesgo.

Fuente: Pancorbo-Hidalgo, P.L., García-Fernández, F. P., Soldevilla-Agreda, J.J., Martínez-Cuervo, F. Valoración del riesgo de desarrollar úlceras por presión:

uso clínico en España y metaanálisis de la efectividad de las escalas. Gerokomos [Internet]. 2008 [citado 25 febrero 2018]; 84-98.

ANEXO 5. TABLA 3.

Tabla 3. Escala de imagen corporal de Hopwood, Fletcher, Lee y Ghazal.

Cuenta con 10 ítems que se puntúan de 0 (nada) a 3 (mucho). El rango de puntuación posible es de 0 a 30. 5 ítems están formulados en sentido negativo y 5 en sentido positivo. Un puntaje alto en el cuestionario indica mayor alteración con la imagen corporal.

Análisis descriptivo de las variables:

Variables	Rango de la escala	Media	D.T
Imagen corporal	9-36	12.3	4.9
Subescala de imagen corporal	0-100	80.7	23.3
Subescala de funcionamiento sexual	0-100	26.2	30.8
Autoestima	10-40	32.1	4.0
Optimismo	6-30	22.8	3.4

Fuente: Juárez García, D. M, Landero Hernández, R. Imagen corporal, funcionamiento sexual, autoestima y optimismo en mujeres con cáncer de mama. Centro de Investigación y Desarrollo en Ciencias de la Salud de la UANL. Facultad de Psicología de la UANL [Nova scientia].]2012   [citado 01 febrero 2018].

EDITOR: *Diego Molina Ruiz*

ANEXO 6. TABLA 4.
Tabla 4. Escala de Autoestima de Rosenberg.

Consta de 10 ítems con un formato de respuesta de 4 alternativas, en un rango de 1 (muy de acuerdo) a 4 (muy en desacuerdo). Evalúa dos dimensiones: las preocupaciones por la integridad física y las preocupaciones por la apariencia.

A=Muy de acuerdo.

B: De acuerdo.

C: En desacuerdo.

D: Muy en desacuerdo.

	A	B	C	D
1. Siento que soy una persona de aprecio, al menos, en igual medida que los demás.				
2. Estoy convencida de que tengo cualidades buenas.				
3. Soy capaz de hacer las cosas tan bien como la mayoría de la gente.				
4. Tengo una actitud positiva hacia mí misma.				
5. En general estoy satisfecha de mí misma.				
6. Siento que no tengo mucho de lo que estar orgullosa.				
7. En general, me inclino a pensar que soy una fracasada				
8. Me gustaría sentir más respeto por mí misma.				
9. Hay veces en las que pienso que soy una inútil.				
10. A veces creo que no soy buena persona.				

Fuente: Gutierrez Schiavon, C. Nutriendo almas: Taller de autoestima e imagen corporal en mujeres con cáncer de mama a través del enfoque centrado en la persona. Universidad Iberoamericana. 2015 [citado 15 Febrero 2018].

EDITOR: *Diego Molina Ruiz*

ANEXO 7. TABLA 5.
Tabla 5. Interpretación de la Escala de Autoestima de Rosenberg.

La escala consta de 10 ítems, 5 de las frases están enunciadas de forma positiva y 5 están enunciadas de forma negativa para controlar el efecto de aquiescencia auto administrada.

Interpretación: De los ítems 1-5, las respuestas A-D se puntúan de 4 a 1 .De los ítems del 6-10, las respuestas A-D se puntúan de 1 a 4.

- De 30 a 40 puntos: Autoestima elevada. Considerada como autoestima normal.

- De 26 a 29 puntos: Autoestima media. No presenta problemas de autoestima graves, pero es conveniente mejorarla.

- Menos de 25 puntos: Autoestima baja. Existen problemas significativos de autoestima.

		A	B	C	D
1.	Siento que soy una persona de aprecio, al menos, en igual medida que los demás.	4	3	2	1
2.	Estoy convencida de que tengo cualidades buenas.	4	3	2	1
3.	Soy capaz de hacer las cosas tan bien como la mayoría de la gente.	4	3	2	1
4.	Tengo una actitud positiva hacia mí misma.	4	3	2	1
5.	En general estoy satisfecha de mí misma.	4	3	2	1
6.	Siento que no tengo mucho de lo que estar orgullosa.	1	2	3	4
7.	En general, me inclino a pensar que soy una fracasada	1	2	3	4
8.	Me gustaría sentir más respeto por mí misma.	1	2	3	4
9.	Hay veces en las que pienso que soy una inútil.	1	2	3	4
10.	A veces creo que no soy buena persona.	1	2	3	4

Fuente: Gutierrez Schiavon, C. Nutriendo almas: Taller de autoestima e imagen corporal en mujeres con cáncer de mama a través del enfoque centrado en la persona. Universidad Iberoamericana. 2015 [citado 10 Febrero 2018].

EDITOR: *Diego Molina Ruiz*

ANEXO 8. TABLA 6.
Tabla 6. Índice o escala de Barthel.

Comida	Independiente. Capaz de comer por sí solo en un tiempo razonable. La comida puede ser cocinada y servida por otra persona.	10
	Necesita ayuda para cortar la carne, extender mantequilla… pero es capaz de comer sólo.	5
	Dependiente. Necesita ser alimentado por otra persona.	0
Lavado (baño)	Independiente. Capaz de lavarse entero, de entrar y salir del baño sin ayuda.	5
	Dependiente. Necesita algún tipo de ayuda o supervisión.	0
Vestido	Independiente. Capaz de poner y quitarse la ropa sin ayuda.	10
	Necesita ayuda. Realiza sin ayuda más de la mitad de estas tareas en un tiempo razonable.	5
	Dependiente. Necesita ayuda para estas	0
Arreglo	Independiente. Realiza todas las actividades personales sin ayuda alguna, los complementos necesarios pueden ser provistos por alguna persona.	5
	Dependiente. Necesita alguna ayuda.	0
Deposición	Continente. No presenta episodios de incontinencia.	10
	Accidente ocasional. Menos de una vez por semana o necesita ayuda para colocar enemas o supositorios.	5
	Incontinencia. Más de un episodio semanal.	0
Micción	Continente. No presenta episodios. Capaz de utilizar cualquier dispositivo por sí mismo (botella, sonda, orinal…).	15
	Accidente ocasional. Presenta un máximo de un episodio en 24 horas o requiere ayuda para la manipulación de sondas y otros dispositivos.	5
	Incontinente. Más de un episodio en 24 horas.	0
Ir al retrete	Independiente. Entra y sale y no necesita ayuda alguna por parte de la otra persona.	10
	Necesita ayuda. Capaz de manejarse con pequeña ayuda; es capaz de usar el cuarto de baño. Puede limpiarse solo.	5
	Incapaz de acceder a él o de utilizarlo sin ayuda mayor.	0

Transferencia (traslado camilla/sillón)	Independiente. No requiere ayuda para sentarse o levantarse de una silla ni para entrar o salir de la cama.	15
	Mínima ayuda. Incluye una supervisión o una pequeña ayuda física.	10
	Gran ayuda. Precisa de ayuda de una persona fuerte o entrenada.	5
	Dependiente. Necesita una grúa o el alzamiento por dos personas. Es incapaz de permanecer sentado.	0
Deambulación	Independiente. Puede andar 50 metros o su equivalente en casa sin ayuda ni supervisión. Puede utilizar cualquier ayuda mecánica excepto un andador. Si utiliza una prótesis, puede ponérsela y quitársela solo.	15
	Necesita ayuda. Necesita supervisión o una pequeña ayuda física por parte de otra persona o utiliza andador.	10
	Independiente en silla de ruedas. No requiere ayuda ni supervisión.	5
Subir y bajar escaleras.	Independiente. Capaz de subir y bajar un piso sin ayuda ni supervisión de otra persona.	10
	Necesita ayuda. Necesita ayuda o supervisión.	5
	Dependiente. Es incapaz de salvar escalones.	0

La incapacidad funcional se valora como:

Severa: 45 puntos	Moderada: 60-80 puntos
Grave: 45-59 puntos.	Ligera: 80-100 puntos.

Fuente: Sala, J. L. C. Los cuidados a personas con dependencia. Universitat de Barcelona. Institut de Formació Contínua [Internet]. 2009 [citado 19 Febrero 2018].

ANEXO 9. TABLA 7.
Tabla 7. Índice o escala de Katz.

Valoración de las actividades de la vida diaria- Índice de Katz.

Población diana: Población general. Se trata de un cuestionario heteroadministrado con 6 ítems dicotómicos. El índice de Katz presenta ocho posibles niveles:

A	Independiente en todas sus funciones.
B	Independiente en todas las funciones menos en una de ellas.
C	Independiente en todas las funciones menos en el baño y otra cualquiera.
D	Independiente en todas las funciones menos en el baño, vestido y otra cualquiera.
E	Independiente en todas las funciones menos en el baño, vestido, uso de w.c. y otra cualquiera.
F	Independencia en todas las funciones menos en el baño, vestido, uso de w.c., movilidad y otra cualquiera de las dos restantes.
G	Dependiente en todas las funciones.
H	Dependiente en al menos dos funciones, pero no clasificable como C, D, E o F.

El índice de Katz se puede puntuar de dos formas. Una considerando los ítems individualmente, de manera que se de 0 puntos cuando la actividad es realizada de forma independiente, 1 punto si la actividad se realiza con ayuda o no se realiza. Otra manera de puntuar es la descrita por los autores de la versión original, considerando los ítems agrupados para obtener grados A, B, C, etc., de independencia. Atendiendo al orden jerárquico del índice de Katz, al comparar ambas puntuaciones, se observa que 0 puntos equivale al grado A, 1 punto al grado B, 2 puntos al grado C, 3 puntos al grado D y así sucesivamente.

De una manera convencional se puede asumir la siguiente clasificación:

Grados A-B o 0-1 puntos	Ausencia de incapacidad o incapacidad leve.
Grados C-D o 2-3 puntos	Incapacidad moderada.
Grados E-G o 4-6 puntos	Incapacidad severa

Fuente: Valoración de las actividades de la vida diaria – Índice de Katz. Junta de Andalucía. Consejería de Salud.

ANEXO 10. TABLA 8.
Tabla 8. Valoración de la dependencia en el índice o escala de Katz.

1. Baño	**Independiente.** Se baña enteramente sólo o necesita ayuda sólo para lavar una zona (como la espalda o una extremidad con minusvalía).	
	Dependiente. Necesita ayuda para lavar más de una zona del cuerpo, ayuda para salir o entrar en la bañera o no se baña solo.	
2. Vestido	**Independiente.** Coge la ropa de cajones y armarios, se la pone y puede abrocharse. Se excluye el acto de atarse los zapatos.	
	Dependiente. No se viste por sí mismo o permanece parcialmente desvestido.	
3. Uso del WC	**Independiente.** Va al W.C. solo, se arregla la ropa y se asea los órganos excretores.	
	Dependiente. Precisa ayuda para ir al W.C.	
4. Movilidad	**Independiente.** Se levanta y acuesta en la cama por sí mismo y puede sentarse y levantarse de una silla por sí mismo.	
	Dependiente. Necesita ayuda para levantarse y acostarse en la cama y/o silla, no realiza uno o más desplazamientos.	
5. Continencia	**Independiente.** Control completo de micción y defecación.	
	Dependiente. Incontinencia parcial o total de la micción o defecación.	
6. Alimentación	**Independiente.** Lleva el alimento a la boca desde el plato o equivalente. Se excluye cortar la carne.	
	Dependiente. Necesita ayuda para comer, no come en absoluto o requiere alimentación parenteral.	
	PUNTUACIÓN TOTAL	

EDITOR: *Diego Molina Ruiz*

Fuente: Valoración de las actividades de la vida diaria – Índice de Katz. Junta de Andalucía. Consejería de Salud.

ANEXO 11. TABLA 9.
Tabla 9. Índice o escala de Lawton y Brody.

CAPACIDAD PARA USAR EL TELÉFONO	
Utiliza el teléfono por iniciativa propia	1
Es capaz de marcar bien algunos números familiares	1
Es capaz de contestar el teléfono, pero no de marcar	1
No es capaz de usar el teléfono	0
HACER COMPRAS	
Realiza independientemente todas las compras necesarias	1
Realiza independientemente pequeñas compras	0
Necesita ir acompañado para hacer cualquier compra	0
Totalmente incapaz de comprar	0
PREPARACIÓN DE LA COMIDA	
Organiza, prepara y sirve las comidas por sí solo adecuadamente	1
Prepara adecuadamente las comidas si se le proporcionan los ingredientes	0
Prepara, caliente y sirve las comidas, pero no sigue una dieta adecuada	0
Necesita que se le preparen y sirvan las comidas	0
CUIDADO DE LA CASA	
Mantiene la casa solo o con ayuda ocasional para trabajos pesados	1
Realiza tareas ligeras, como lavar los platos o hacer las camas	1
Realiza tareas ligeras, pero no puede mantener un adecuado nivel de limpieza	1

Necesita ayuda en todas las labores de la casa	1
No participa en ninguna labor de la casa	0
LAVADO DE LA ROPA	
Lava por sí solo toda su ropa	0
Lava por sí solo pequeñas prendas	1
Todo el lavado de ropa debe ser realizado por otra persona	0
USO DE MEDIOS DE TRANSPORTE	
Viaja solo en transporte público o conduce su propio coche	1
Es capaz de coger un taxi, pero no usa otro medio de transporte	1
Viaja en transporte público cuando va acompañado por otra persona	1
Solo utiliza el taxi o el automóvil con ayuda de otros	0
No viaja	0
RESPONSABILIDAD RESPECTO A SU MEDICACIÓN	
Es capaz de tomar su medicación a la hora y con la dosis correcta	1
Toma su medicación si la dosis le es preparada previamente	0
No es capaz de administrarse su medicación	0
MANEJO DE SUS ASUNTOS ECONÓMICOS	
Se encarga de sus asuntos económicos por sí solo	1
Realiza las compras de cada día, pero necesita ayuda en las grandes compras, bancos...	1
Incapaz de manejar dinero	0

Fuente: Procesos asistenciales integrados. Junta de Andalucía. Disponible en: http://www.juntadeandalucia.es/salud/export/sites/csalud/galerias/documentos/p_3_p_3_procesos_asistenciales_integrados/pacientes_pluripatologicos/08_anexos_pluri.pdf

EDITOR: *Diego Molina Ruiz*

ANEXO 12. TABLA 10.

Tabla 10. Valoración del índice o escala de Lawton y Brody.

VALORACIÓN

Recomendamos su utilización registrando cada una de las actividades para conocer las deficiencias específicas de cada persona. Una valoración global se realiza según puntuación en una escala de 0 a 8 (dependencia máxima e independencia, respectivamente) según la siguiente estratificación.

Puntuación	Dependencia
0-1	Total
2-3	Severa
4-5	Moderada
6-7	Ligera
8	independencia

Fuente: Procesos asistenciales integrados. Junta de Andalucía. Disponible en: http://www.juntadeandalucia.es/salud/export/sites/csalud/galerias/documentos/p_3_p_3_procesos_asistenciales_integrados/pacientes_pluripatologicos/08_anexos_pluri.pdf

EDITOR: *Diego Molina Ruiz*

Libro 6 NECESIDAD DE ARREGLO PERSONAL

ANEXO 13. TABLA 11.
Tabla 11. Cuestionario - Zarit.

Instrucciones para la persona cuidadora: A continuación se presenta una lista de afirmaciones, en las cuales se refleja cómo se sienten, a veces, las personas que cuidan a otra persona. Después de leer cada afirmación, debe indicar con qué frecuencia se siente Vd. Así: nunca, raramente, algunas veces, bastante a menudo y casi siempre. A la hora de responder piense que no existen respuestas acertadas o equivocadas, sino tan solo su experiencia.	NUNCA	RARA VEZ	ALGUNAS VECES	BASTANTES VECES	CASI SIEMPRE
1. ¿Piensa que su familiar le pide más ayuda de la que realmente necesita?					
2. ¿piensa que debido al tiempo que dedica a su familiar no tiene suficiente tiempo para Vd.?					
3. ¿Se siente agobiado por intentar compatibilizar el cuidado de su familiar con otras responsabilidades?					
4. ¿Siente vergüenza por la conducta de su familiar?					
5. ¿Se siente enfadado cuando está cerca de su familiar?					
6. ¿Piensa que el cuidar a su familiar afecta negativamente la relación que usted tiene con otros miembros de su familia?					

7. ¿Tiene miedo por el futuro de su familiar?					
8. ¿Piensa que su familiar depende de Vd.?					
9. ¿Se siente tenso cuando está cerca de su familiar?					
10. ¿Piensa que su salud ha empeorado debido a tener que cuidar de su familiar?					
11. ¿Piensa que no tiene tanta intimidad como le gustaría debido a tener que cuidar de su familiar?					
12. ¿Piensa que su vida social se ha visto afectada negativamente por tener que cuidar de su familiar?					
13. ¿Se siente incómodo por distanciarse de sus amistades debido a tener que cuidar de su familiar?					
14. ¿Piensa que su familiar le considera a Vd. la única persona que le puede cuidar?					
15. ¿Piensa que no tiene suficientes ingresos económicos para los gastos de cuidar a su familiar, además de sus otros gastos?					
16. ¿Piensa que no será capaz de cuidar a su familiar por mucho más tiempo?					
17. ¿Siente que ha perdido el control de su vida desde que comenzó la enfermedad de su familiar?					

18. ¿Desearía poder dejar el cuidado de su familiar a otra persona?					
19. ¿Se siente indeciso sobre qué hacer con su familiar?					
20. ¿Piensa que debería hacer más por su familiar?					
21. ¿Piensa que podría cuidar mejor a su familiar?					
22. Globalmente ¿qué grado de "carga" experimenta por cuidar a su familiar?					

Fuente: Cuestionario – Zarit. Junta de Andalucía. Consejería de Salud.

EDITOR: *Diego Molina Ruiz*

ANEXO 14. Plan de cuidados específicos para la atención tanto de la persona cuidadora como del entorno familiar.

00062. Riesgo de cansancio en el desempeño del rol de cuidador/a.

00061. Cansancio en el desempeño del rol de cuidador/a.

r/c:

- Cantidad, complejidad y responsabilidad de los cuidados.
- Falta de soporte y/o apoyo.
- Afrontamiento inefectivo individual/familiar.

NOC (Resultados e indicadores de resultados):

- 1908. Detección del riesgo.

01. Reconoce signos y síntomas que indican riesgos.

02. Identifica los posibles riesgos para la salud.

10. Utiliza los servicios sanitarios de acuerdo a sus necesidades.

- 1902. Control del riesgo.

04. Desarrolla estrategias de control del riesgo efectivas.

14. Utiliza los sistemas de apoyo personal para controlar el riesgo.

- 2508. Bienestar del/de la cuidador/a principal.

01. Satisfacción con la salud física.

02. Satisfacción con la salud emocional.

07. Satisfacción con el apoyo profesional.

11. La familia comparte la responsabilidad de los cuidados.

NIC (Intervenciones y actividades de enfermería):

- 7040. Apoyo al/a cuidador/a principal.

-Admitir las dificultades del rol de cuidador/a principal.

-Determinar el nivel de conocimiento de la personas cuidadora principal.

-Determinar la aceptación de la persona cuidadora de su papel.

-Reconocer la dependencia de la persona afectada del/de cuidador/a, si procede.

-Enseñar a la persona cuidadora estrategias de mantenimiento de cuidados sanitarios para mantener la propia salud física y mental.

-Estudiar junto con la persona cuidadora los puntos fuertes y débiles.

-Informarle sobre recursos sanitarios y comunitarios y cómo acceder a ellos.

-Animarle a participar en grupos de apoyo.

Fuente: Procesos asistenciales integrados. Junta de Andalucía. Disponible en: http://www.juntadeandalucia.es/salud/export/sites/csalud/galerias/documentos/p_3_p_3_procesos_asistenciales_integrados/pacientes_pluripatologicos/08_anexos_pluri.pdf

ANEXO 15. Plan de cuidados estandarizados para la atención tanto del cuidador como de la familia.

-Enseñarle técnicas de manejo de estrés.
-Actuar en lugar de la persona cuidadora si se hace evidente una sobrecarga de trabajo.
-Fomentar la participación en los cuidados de otros miembros de la familia.
-Enseñar técnicas de cuidados para mejorar la seguridad del/de la paciente.
-Enseñar a la persona cuidadora la terapia del/de la paciente de acuerdo con sus preferencias.
5270. Apoyo emocional.
- Favorecer la conversación o el llanto como medio de disminuir la respuesta emocional.
- Ayudarle a reconocer y expresar sentimientos como ansiedad, ira o tristeza y creencias.
- Apoyar el uso de mecanismos de defensa adecuados.
- Proporcionar ayuda en la toma de decisiones.
00074. AFRONTAMIENTO FAMILIAR COMPROMETIDO r/c:
- Información o incomprensión inadecuada o incorrecta.
- Desorganización familiar y cambio temporal de roles.
- Agotamiento por prolongación de la enfermedad o progresión de la incapacidad.

NOC (Resultados e indicadores de resultados):
- 2202. Preparación del/ de la cuidador/a familiar domiciliario/a.

02. Conocimiento del papel de cuidador/a principal.
05. Conocimiento del proceso de enfermedad.
06. Conocimiento del régimen de tratamiento adecuado.
- 2205. Rendimiento del/ de la cuidador/a principal: cuidados directos.

05. Adhesión al plan de tratamiento.
- 2600. Afrontamiento de los problemas de la familia.

06. Implica a los miembros de la familia en la toma de decisiones.
19. La familia comparte responsabilidad en las tareas familiares.
17. Utiliza el apoyo social.

NIC (Intervenciones y actividades de enfermería):
- 7040. Apoyo al/ a la cuidador/a principal:

-Determinar el nivel de conocimiento de la persona cuidadora principal.

Proporcionar la información necesaria acerca del proceso de la enfermedad y tratamiento.

Fuente: Procesos asistenciales integrados. Junta de Andalucía. Disponible en: http://www.juntadeandalucia.es/salud/export/sites/csalud/galerias/documentos/p_3_p_3_procesos_asistenciales_integrados/pacientes_pluripatologicos/08_anexos_pluri.pdf

ANEXO 16. Plan de cuidados específicos para la atención a la persona cuidadora y familia.

-Determinar la aceptación de la persona cuidadora de su papel.

-Reconocer la dependencia que tiene el/la paciente de la persona cuidadora, si procede.

-Enseñarle estrategias de mantenimiento de cuidados sanitarios para mantener la propia salud física y mental.

-Informar a la persona cuidadora y/o familia sobre los recursos sanitarios y comunitarios.

-Apoyarle para establecer límites y cuidar de sí mismo/a.

7110. Fomento de la implicación familiar.

-Identificar la capacidad de los miembros de la familia para implicarse en los cuidados.

-Determinar el grado de apoyo familiar.

-Facilitar la comunicación de inquietudes/sentimientos entre la persona afectada y la familia o entre los miembros de la misma.

-Facilitar la participación de la familia en los cuidados emocionales y físicos de la persona afectada.

5440. Aumentar los sistemas de apoyo.

-Determinar la conveniencia de las redes sociales existenciales.

-Proporcionar los sistemas de apoyo necesarios.

-Fomentar la relación con personas con los mismos intereses y metas.

00060. INTERRUPCIÓN DE LOS PROCESOS FAMILIARES r/c:

- Cambios en el estado de salud de un miembro de la familia.
- Situaciones de tránsito o crisis.
- Desorganización familiar y cambio temporal de roles.

NOC (Resultados e indicadores de resultados):

- 2600. Afrontamiento de los problemas de la familia.

06. Implica a los miembros de la familia en la toma de necesidades.

19. La familia comparte responsabilidad en las tareas familiares.

- 2200. Adaptación de la persona cuidadora principal al ingreso del/de la paciente en un centro sanitario.

01. Confía en cuidadores que no pertenecen a la familia.

02. Participación en el cuidado que se desea.

Fuente: Procesos asistenciales integrados. Junta de Andalucía. Disponible en: http://www.juntadeandalucia.es/salud/export/sites/csalud/galerias/documentos/p_3_p_3_procesos_asistenciales_integrados/pacientes_pluripatologicos/08_anexos_pluri.pdf

ANEXO 17. Plan de cuidados estandarizados para el cuidador y familiares que lo rodean.

2604. Normalización de la familia.

01. Reconocimiento de la existencia de alteraciones y sus posibilidades de alterar las rutinas de la familia.

15. Utilizar recursos incluyendo grupos de apoyo cuando sea necesario.

03. Mantiene las rutinas habituales.

NIC (Intervenciones y actividades de enfermería):

- 7140. Apoyo a la familia.
    - Valorar la reacción emocional de la familia frente a la enfermedad de la persona afectada.
    - Escuchar las inquietudes, sentimientos y preguntas de la familia.
    - Facilitar la comunicación de inquietudes/sentimientos entre la persona afectada y la familia o entre los miembros de la misma.
    - Aceptar los valores familiares sin emitir juicios.
    - Responder a todas las personas o ayudarles a obtener las respuestas.
    - Reducir las discrepancias entre las expectativas de la persona afectada y familia y profesionales de cuidados.
    - Respetar y apoyar los mecanismos de adaptación de la familia para resolver problemas.
- 5250. Apoyo en la toma de decisiones.
    - Proporcionar información.
    - Facilitar la toma de decisiones en colaboración.
- 7100.

- Facilitar la comunicación abierta entre los miembros de la familia.
- Abordar la realización de los cuidados por parte de los miembros de la familia.

- 5370. Potenciación de roles.
  - Ayudar a la familia y persona afectada a identificar los cambios de roles específicos necesarios debidos a enfermedades o incapacidades.
  - Ayudar a la persona afectada/familia a identificar las conductas necesarias para el cambio de roles.

*Desarrollado en el diagnóstico 00102 (déficit de autocuidados).

**Desarrollado en el diagnóstico 00047 (riesgo de deterioro de la integridad cutánea).

Fuente: Procesos asistenciales integrados. Junta de Andalucía. Disponible en: http://www.juntadeandalucia.es/salud/export/sites/csalud/galerias/documentos/p_3_p_3_procesos_asistenciales_integrados/pacientes_pluripatologicos/08_anexos_pluri.pdf

ANEXO 18. TABLA 12.
Tabla 12. Encuesta de satisfacción.

RESPIRAR:			
¿Piensa que el ambiente está ventilado y favorable para respirar?	SI	NO	
¿Siente algún olor característico en el hospital?	SI	NO	
¿Qué mejoraría?			
ALIMENTACIÓN:			
¿Tiene usted una dieta especial?	SI	NO	
¿Se le ha respetado en el hospital?	SI	NO	
Al ingreso en la planta, ¿Le informaron de los horarios de las comidas?	SI	NO	
¿Usted come solo o necesita ayuda?	SOLO	AYUDA	
Si necesita ayuda, ¿el personal sanitario se la ha proporcionado	SI	NO	
¿Lleva prótesis dental?	SI	NO	
¿La comida ha sido de fácil masticación?	SI	NO	
La cantidad de comida es:	POCA	NORMAL	MUCHA
¿Piensa que hay variedad en las diferentes comidas?	SI	NO	

Al retirarle la bandeja de la comida de la habitación, ¿el personal sanitario le ha preguntado si ha sido de su agrado o si necesita algo más?	SI	NO	
¿Qué mejoraría?			
ELIMINACIÓN:			
¿Va al lavabo solo o necesita ayuda?	SOLO	AYUDA	
Si necesita ayuda, ¿se la hemos proporcionado?	SI	NO	
¿Considera que ha tenido intimidad para realizar sus necesidades?	SI	NO	
¿Ha dispuesto de papel del WC, jabón y toalla?	SIEMPRE	CASI SIEMPRE	NUNCA
¿Se ha controlado si usted ha defecado durante su estancia?	SI	NO	
Si durante el ingreso en el hospital ha padecido estreñimiento, ¿el personal de enfermería le ha facilitado medios para solucionarlo?	SI	NO	
¿Lleva usted sonda vesical?	SI	NO	
¿Se le ha vaciado la bolsa de diuresis cuando lo ha solicitado?	SI	NO	
¿Qué mejoraría?			
VESTIRSE Y DESVESTIRSE:			
Si necesita ayuda para vestirse, ¿el personal se la ha proporcionado?	SI	NO	
¿Le ofrecen ropa limpia siempre que la necesite?	SI	NO	

Libro 6 NECESIDAD DE ARREGLO PERSONAL

¿Si tiene frio le han ofrecido mantas?	SI	NO	
¿Cree que la ropa del paciente es adecuada?	SI	NO	
COMUNICACIÓN:			
Al ingreso en la planta, ¿el personal le dijo como se llamaba?	SI	NO	
¿Conoce el nombre del personal sanitario que mayormente le atiende?	SI	NO	
El personal sanitario le atendió con amabilidad:	SIEMPRE	CASI SIEMPRE	NUNCA
¿El personal le responde a las dudas que se le presentan?	SI	NO	
MOVILIZACIÓN:			
Si no hay contraindicaciones médicas, ¿el personal de enfermería le ha motivado para caminar o realizar algún de ejercicio?	SI	NO	
Si no hay contraindicaciones médicas, ¿el personal de enfermería le ha motivado para caminar o realizar algún de ejercicio?	SI	NO	
¿Si no hay contraindicaciones médicas, ¿el personal de enfermería le ha motivado para caminar o realizar algún de ejercicio?	SI	NO	
Si no se puede mover, ¿le han facilitado a su alcance lo necesario	SI	NO	
¿Ha estado usted todo el día en la cama sin poder levantarse?	SI	NO	

¿Se le ha cambiado de posición al menos 3 veces al día?	SI	NO	
¿Qué mejoraría?			
ESTAR LIMPIO Y ASEADO:			
¿Se siente limpio y aseado en el hospital?	SI	NO	
¿Se puede duchar solo o necesita ayuda?	SOLO	AYUDA	
¿El personal le ha ayudado cuando lo ha necesitado?	SI	NO	
¿Le cambian el pijama y la ropa de cama cada día?	SI	NO	
Si necesita ayuda para asearse, ¿piensa que se realiza correctamente?	SI	NO	
¿Tiene el personal en cuenta su intimidad cuando se le realiza la higiene?	SI	NO	
EVITAR PROBLEMAS:			
¿Piensa que el personal se interesa por su estado anímico?	SI	NO	
¿Le han enseñado el funcionamiento de los mandos de la cama?	SI	NO	
¿Le han acomodado la altura de la cama para que se sienta mejor?	SI	NO	
¿Le han puesto las barandillas de la cama si lo ha necesitado?	SI	NO	

¿Ha tenido a su alcance el timbre para solicitar ayuda?			
DESCANSAR:			
Ha descansado en el hospital:	POCO	MUCHO	NADA
¿Se le respetan las horas de sueño?	SI	NO	
¿Oye ruidos por la noche que no le dejan descansar?	SI	NO	
¿Piensa que la medicación de la noche se da a una hora muy tarde?	SI	NO	
CREENCIAS:			
¿Se le respetan sus creencias y hábitos?	SI	NO	
¿Se le ha informado de los servicios que tenemos en el hospital?	SI	NO	
REALIZACIÓN PERSONAL:			
¿Echa de menos su actividad cotidiana?	SI	NO	
¿Cómo podríamos facilitarle ayuda?			
DISTRACCIÓN:			
¿Conoce la sala que disponemos en la planta?	SI	NO	

¿La ha utilizado?	SI	NO	
¿Qué mejoraría?			
APRENDIZAJE:			
¿Está satisfecho con la forma en la que se le ha dado la información de la razón del ingreso?	SI	NO	

Fuente: López, R. V., Llasat, R. F., Martí, A. M. S., &Nolla, S. A. Mejorar la satisfacción del paciente durante su ingreso hospitalario. Enfuro [Internet]. 2006 [citado 15 febrero 2018]; 99: 24-33.

SOBRE EL EDITOR

DIEGO MOLINA RUIZ, Puertollano (Ciudad Real), 15 de Febrero de 1959.

Formación académica

Licenciado en Enfermería. Universidad Hogeschool Zeeland (Holanda) 2002. Especialista en Enfermería Médico-Quirúrgica. Master en Ciencias de la Enfermería. Universidad de Huelva. Diploma de Estudios Avanzados en Medicina Preventiva y Salud Pública, Universidad de Huelva.

Lugar de trabajo

Enfermero Comunitario UGC Gibraleón del Distrito Sanitario Huelva Costa Condado Campiña.

Profesor asociado Departamento de Enfermería, Universidad de Huelva.

Experiencia previa

Autor y Editor de editorial especializada CC SS. Enfo Ediciones, FUDEN, Madrid.

Como docente ha impartido los Módulos 6 sobre Técnicas de Resonancia Magnética y 7 sobre Técnicas de asistencia en Exploraciones Ecográficas del Curso de Formación Profesional Ocupacional "Técnico en Radiodiagnóstico" con Expediente 98/2005/J/221 y N° 21 – 15, de la Consejería de Empleo de la Junta de Andalucía, con un total de 250 horas docentes.

Desde 2006 desarrolla labor docente como profesor asociado en la Universidad de Huelva.

EDITOR: *Diego Molina Ruiz*

Experiencia investigadora

- **Líneas de investigación:** Salud Laboral, Atención Primaria, Preanalítica, Salud Mental.
- **Participación en proyectos de investigación**
  - Investigador colaborador en el proyecto FIS 12/ 1099.
  - En la actualidad participa en un proyecto de investigación en salud FIS.
- **Participación en proyectos editoriales**

    Más de 40 artículos publicados en revistas de enfermería y biomédicas, nacionales e internacionales. Más de 65 capítulos de libros y más de 60 libros como autor y editor.

Otros méritos

Miembro del Comité de Ética Asistencial de Huelva.

SOBRE LAS AUTORAS

LAURA ORTIZ VÁZQUEZ, Isla Cristina (Huelva), 28 de Enero de 1990.

Formación académica

Graduada en Enfermería. Universidad de Huelva 2016.

Técnico Superior de Diagnóstico Clínico, I.E.S Fuentepiña, Huelva 2011.

Lugar de Trabajo

Técnico Superior de Laboratorio y Diagnóstico Clínico en Hospital de Fátima, Sevilla.

———·———

LORENA DEL ROCÍO PADILLA CAMACHO, Aljaraque (Huelva), 21 de Marzo de 1991.

Formación académica.

Técnico en Anatomía Patológica y Citología en el I.E.S Fuentepiña 2011. Graduada en Enfermería. Universidad del Carmen (Huelva) 2015. Experto Universitario en Cuidados Oncológicos y Paliativos en la Universidad del Carmen (Huelva) 2016. Experto Universitario de Enfermería en Salud Mental y Psiquiatría a través de la UNED 2016. Actualmente realizo Experto Universitario en Cuidados de Enfermería Geriátrica y Cuidados Oncológicos a través de la UNED. 2016-2017.

Lugar de trabajo.

Enfermera en Residencial Nodromar (Valverde del Camino).

Enfermera en Complejo Hospitalario Juan Ramón Jiménez de Huelva.

EDITOR: *Diego Molina Ruiz*

Enfermera en Hospital Universitario Virgen del Rocío.

Enfermera en Hospital Universitario de Valme.

Enfermera en Residencia ORPEA Aljaraque.

Libro 6 NECESIDAD DE ARREGLO PERSONAL

TÍTULOS DE LA COLECCIÓN
Notas sobre las 14 Necesidades de Virginia Henderson (14 Libros)
Libro 1: **RESPIRACIÓN.** *Necesidad de Respiración. Vol. 1*
Libro 2: **ALIMENTACIÓN.** *Necesidad de Alimentación. Vol. 2*
Libro 3: **ELIMINACIÓN.** *Necesidad de Eliminación. Vol. 3*
Libro 4: **MOVIMIENTO.** *Necesidad de Movimiento. Vol. 4*
Libro 5: **SUEÑO Y DESCANSO.** *Necesidad de Sueño y Descanso. Vol. 5*
Libro 6: **ARREGLO PERSONAL.** *Necesidad de Arreglo Personal. Vol. 6*
Libro 7: **TEMPERATURA.** *Necesidad de Temperatura. Vol. 7*
Libro 8: **HIGIENE.** *Necesidad de Higiene. Vol. 8*
Libro 9: **SEGURIDAD.** *Necesidad de Seguridad. Vol. 9*
Libro 10: **COMUNICACIÓN.** *Necesidad de Comunicación. Vol. 10*
Libro 11: **CREENCIAS.** *Necesidad de Creencias. Vol. 11*
Libro 12: **CRECIMIENTO PERSONAL.** *Necesidad de Crecimiento Personal. Vol. 12*
Libro 13: **ENTRETENIMIENTO.** *Necesidad de Entretenimiento. Vol. 13*
Libro 14: **APRENDIZAJE.** *Necesidad de Aprendizaje. Vol. 14*

EDITOR: *Diego Molina Ruiz*

Diego Molina Ruiz es ante todo un estudioso de los temas Socio-Sanitarios de actualidad. Autor y editor de diversos libros científico-técnicos relacionados con la salud y el medio ambiente.

En la actualidad trabaja para el Servicio Andaluz de Salud y como profesor de la Universidad de Huelva, donde participa como investigador de proyectos del Fondo de Investigaciones Sanitarias (FIS).

Nota del Editor:

Para poder atender cualquier consulta relacionada con el presente libro o bien con la colección a la que pertenece, quedo en todo momento a disposición de todos los lectores en la siguiente dirección de correo electrónico:

molina.moreno.editores@gmail.com

Edición impresa en papel y ebook disponible en:

www.amazon.com y www.amazon.es

EDITOR: *Diego Molina Ruiz*

Copyright © 2018 Diego Molina Ruiz (Editor)

Edita: sapientiaEd diegomolinaruiz@gmail.com

Coordinadora Editorial: Alba Flores Reyes

Diseño de portada: Diego Molina Ruiz

Imagen de portada: María López Zapata

Título del Libro: Necesidad de Arreglo Personal

Libro número 6

Serie: Notas sobre las 14 Necesidades de Virginia Henderson

Primera edición: 05/03/2018

Nº de páginas: 135

Autora: Laura Ortiz Vázquez

Autora: Lorena del Rocío Padilla Camacho

All rights reserved / Todos los derechos reservados

ISBN-10: 1986351041
ISBN-13: 978-1986351041

Edición impresa en papel y ebook disponible en:
www.amazon.com y www.amazon.es

Todos los derechos reservados. Este libro o cualquiera de sus partes no podrán ser reproducidos ni archivados en sistemas recuperables, ni transmitidos en ninguna forma o por ningún medio, ya sean mecánicos o electrónicos, fotocopiadoras, grabaciones o cualquier otro sin el permiso previo de los titulares del Copyright. Las imágenes han sido cedidas por los autores y se prohíbe la reproducción total o parcial de las mismas.

Libro 6 NECESIDAD DE ARREGLO PERSONAL

www.ingramcontent.com/pod-product-compliance
Lightning Source LLC
Chambersburg PA
CBHW070143230526
45471CB00002B/490